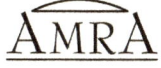

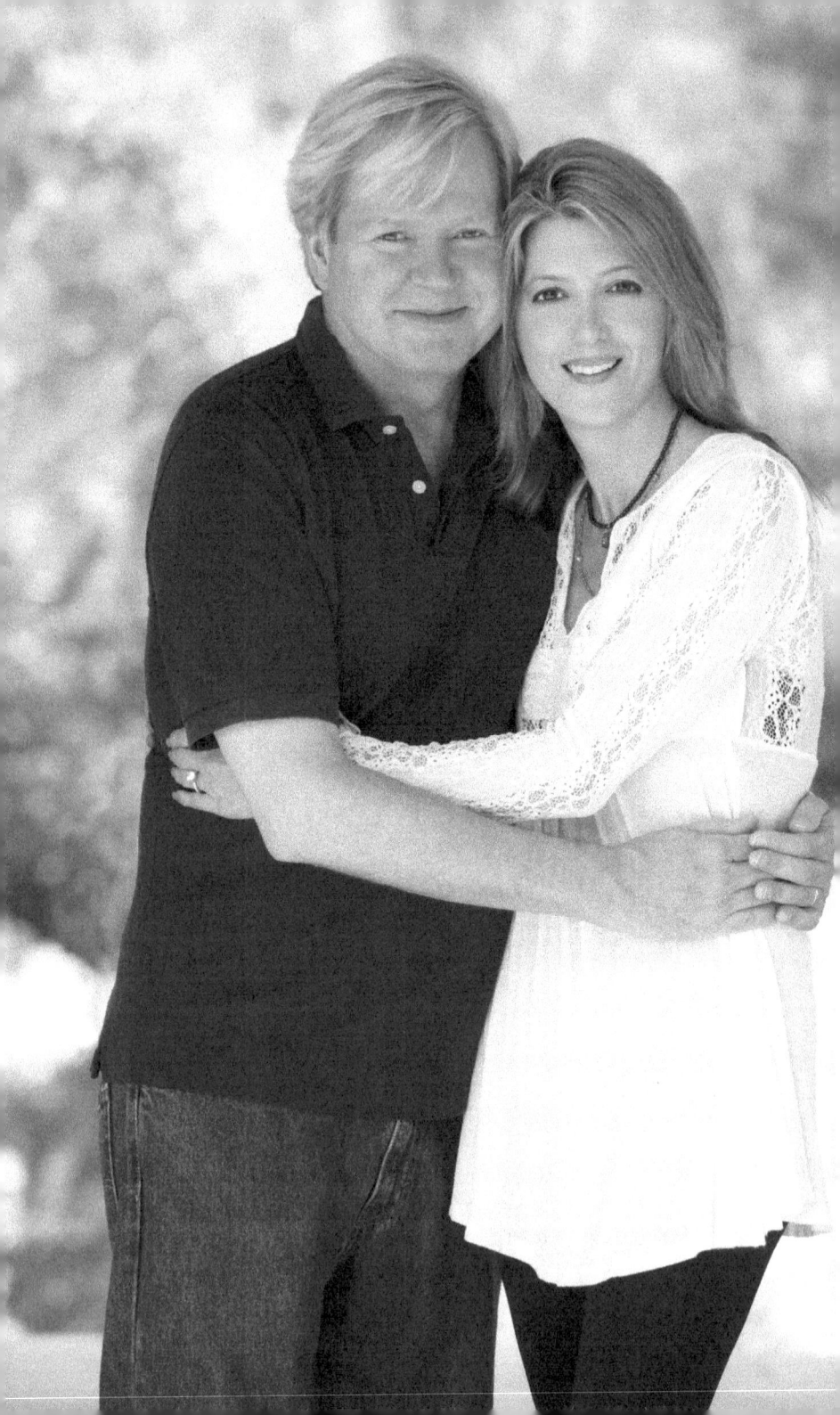

Cindy Lora-Renard

EIN KURS IN GESUNDHEIT UND WOHLBEFINDEN

Heile dich selbst durch
das Wunder der Vergebung

Mit einem Vorwort von Gary R. Renard

Aus dem Amerikanischen von
Jorinde Reznikoff

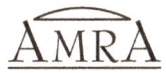

Brandheiße Infos finden Sie regelmäßig auf:
www.facebook.com/AMRAVerlag

Besuchen Sie uns im Internet:
www.AmraVerlag.de

Amerikanische Originalausgabe:
A Course in Health and Well-Being.
From Principles of A Course in Miracles

Deutsche Erstausgabe im AMRA Verlag
Hotline: + 49 (0) 61 81 – 18 93 92
Service: Info@AmraVerlag.de

Herausgeber & Lektor	Michael Nagula
Einbandgestaltung	Guter Punkt
Layout & Satz	Birgit Letsch
Druck	CPI books GmbH

ISBN Printausgabe 978-3-95447-399-1
ISBN Hörbuch 978-3-95447-401-1
ISBN eBook 978-3-95447-400-4

Copyright der US-Vorlage © 2017 by Cindy Lora-Renard
Copyright der deutschen Lizenzausgabe © 2019 by AMRA

In der deutschen Übersetzung wurden Zitate und sinngemäße
Wiedergaben entnommen aus dem Werk »Ein Kurs in Wundern«®
© 1994, 2007, Herausgeber Greuthof Verlag, www.greuthof.de.
Originalausgabe *A Course in Miracles*®: Foundation for Inner Peace,
www.acim.org. *Ein Kurs in Wundern*®, *EKIW*®, *A Course in Miracles*®
und *ACIM*® sind als Marken eingetragen. Die in diesem Buch vorgestellten
Gedanken stellen die persönliche Meinung und Interpretation
sowie das persönliche Verständnis des Autors dar und nicht
die der Rechteinhaber von *Ein Kurs in Wundern*®.

Alle hier vorgestellten Informationen, Ratschläge und Übungen sind
natürlich subjektiv. Sie wurden zwar nach bestem Wissen und Gewissen
geprüft, dennoch übernehmen Verfasser und Verlag keinerlei Haftung
für Schäden gleich welcher Art, die sich direkt oder indirekt aus dem
Gebrauch der Informationen, Tipps, Rezepte, Ratschläge oder Übungen
ergeben. Im Zweifel sollte unbedingt ärztlicher Rat eingeholt werden.

Alle Rechte der Verbreitung vorbehalten, auch durch Funk, Fernsehen
und sonstige Kommunikationsmittel, fotomechanische, digitale
oder vertonte Wiedergabe sowie des auszugsweisen Nachdrucks.
Im Text enthaltene externe Links konnten vom Verlag nur
bis zum Zeitpunkt der Buchveröffentlichung eingesehen werden.
Auf spätere Veränderungen hat der Verlag keinerlei Einfluss.
Eine Haftung des Verlags ist daher ausgeschlossen.

Für meinen Bruder Jeff Ray.

Wir sind für immer Eins.

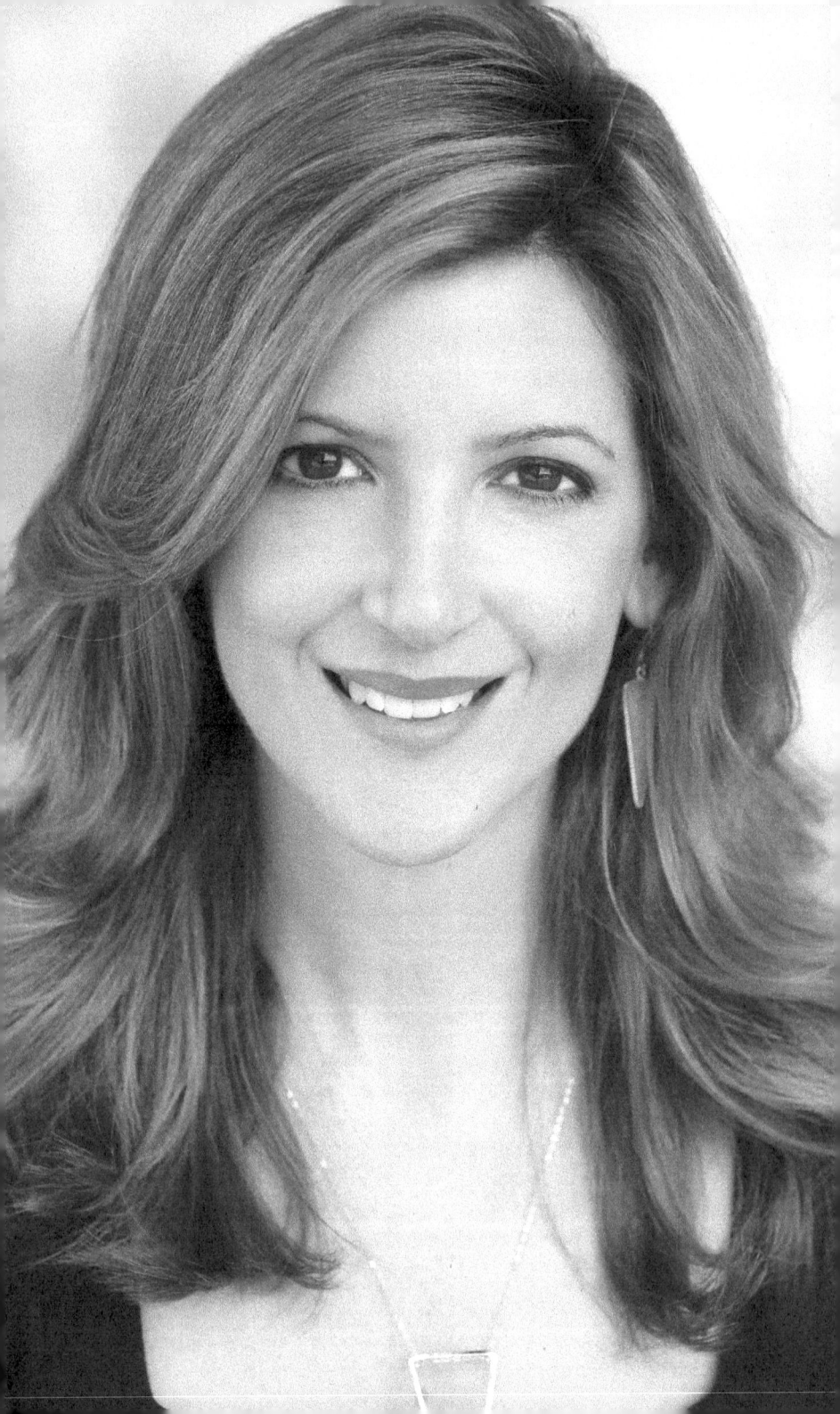

INHALT

Vorwort von Gary R. Renard   9

1   Einführung   13
2   Was ist Gesundheit?   33
3   Der Zweck des Körpers   54
4   Zwischen Trennung und Ganzheit wählen:
      Die Macht der Entscheidung   72
5   Machtvolle Wege im Umgang mit Schmerz   94
6   Praktische Übungen für die geistige Gesundheit   119
7   Werde anderen Geistes und erwache zu
      deinem Leben   137

Danksagung   160
Anmerkungen   162
Leseempfehlungen   164
Foundation for Inner Peace   165
Quellenangaben   166
Stimmen zum Buch   168
Über die Autorin   170

*Wir haben nichts zu tun,
aber alles zu sein.*

Cindy Lora-Renard

VORWORT

Zuerst habe ich gezögert, dieses Vorwort zu schreiben, denn Cindy ist meine Frau. Ich dachte, die Leute könnten mich für parteiisch halten. Und das bin ich auch, doch nicht so, wie man es vermuten könnte. Ich ergreife Partei, und zwar zugunsten von *Ein Kurs in Wundern*® wie auch meinen vier Büchern, welche die Kurslehre verbreiten. Was die unerbittlich nondualistische Lehre des Kurses anbelangt, bin ich nämlich absolut kompromisslos. Auch Cindys Buch zeichnet sich – ebenso wie die Workshops, die Cindy und ich immer wieder zusammen geben – dadurch aus, dass Cindy sich weigert, irgendwelche Kompromisse hinsichtlich des Kurses einzugehen. Tatsache ist, dass, wenn sie das täte, ich nicht mit ihr zusammenarbeiten könnte.

In den vergangenen zehn Jahren war es für mich ein ungemeines Vergnügen zu beobachten, wie Cindy sich zu einer spirituellen Lehrerin von Weltklasse entwickelte. Anfangs kam sie zu meinen Workshops, ohne etwas zu sagen, dann trug sie musikalisch zu ihnen bei, brachte allmählich kürzere Redebeiträge, dann längere – und wurde von Jahr zu Jahr immer besser, bis sie sich schließlich zu den Besten der Besten auf ein Podium gesellte.

Von der Traumebene her gesehen, stammt Cindy aus einem sehr starken Genpool. Ihr Vater ist ein preisgekrönter Geschichtsprofessor, und ihre Mutter hat zwei Doktortitel inne, einen in Psychologie und den anderen in Musik. So überrascht es nicht, dass Cindys Hauptinteressen Psychologie und Musik sind. Cindy selbst hat einen Master in spiritueller Psychologie an der Universität von Santa Monica gemacht, einer der wenigen Orte in der Welt, der einen solchen Abschluss anbietet. Sie ist schlauer als ich, aber das vergebe ich ihr.

Ich habe noch nie jemanden den Kurs häufiger lesen sehen als Cindy. Und das war schon immer so – angefangen von dem Moment, in dem wir zusammenzogen, über unsere Heirat vor acht Jahren bis hin zum heutigen Tag. Der Kurs ist ihre ganze Leidenschaft (von mir einmal abgesehen, hoffe ich). Sie redet so oft darüber, dass ich ihr hin und wieder sagen muss: »Cindy, gönn mir bitte eine Pause! Können wir nicht eine Weile lang so tun, als seien wir normal?«

In diesem Buch geht es um Heilung, und Cindy weiß, wovon sie spricht. Sie versteht, dass jedwede Krankheit aus dem Geist stammt, und daher auch jedwede Heilung. Der Heilige Geist vollzieht die Heilung, doch wenn man seine Wahrnehmung dahingehend verändert, dass man mit dem Heiligen Geist auf einer Linie ist, erlaubt das dem Heiligen Geist, seine Arbeit zu tun. Wie der Kurs es formuliert, ist der Geist (mind) »die aktivierende Kraft des reinen Geistes (spirit) [...], die dessen schöpferische Energie liefert«.[1] Wie in *Ein Kurs in Wundern*® geht es auch in diesem Buch darum, anderen Geistes zu werden, wissend, dass die Wirkung dann von alleine folgen wird – »... so wie die Nacht dem Tage«, wie Shakespeare sagt. Nur so kann es gehen.

Cindy hält sich an die nondualistische Philosophie des Kurses. Für den Uneingeweihten kurz zusammengefasst, besagt der Kurs, dass von den zwei Welten, die es zu geben scheint, der Gotteswelt und der Menschenwelt, nur die Welt Gottes wahr ist und nichts sonst. Wie es mich meine Lehrer Arten und Pursah gelehrt haben, genügen zwei Worte, um die absolute Wahrheit auszudrücken: *Gott ist*. Dass Gott ist, scheint mir für Kursschüler ziemlich leicht annehmbar zu sein. Dass jedoch nichts sonst ist, ist auch für sie ein ganz schöner Brocken. Von dieser absoluten Wahrheit weicht Cindy nicht ab, ohne aber zu leugnen, dass unsere Erfahrung uns sagt, dass wir hier sind und reelle Probleme zu haben scheinen – Rechnungen bezahlen, Jobs erledigen, uns auf Beziehungen einlassen und sie irgendwie hinkriegen müssen. Es liegt nicht in der Absicht dieses Buches, solche Erfahrungen zu leugnen, wohl aber aufzuzeigen, dass es falsche Erfahrungen sind. Was wir sehen, stimmt nicht, denn es ist ein Traum, aus dem wir erwachen werden, und dieses Erwachen ist Erleuchtung.

Sie werden in diesem Buch einen großen Wissensschatz finden, vom eigentlichen Zweck des Körpers bis hin zum Umgang mit Schmerz, der von der unbewussten Schuld hervorgerufen wird. Sie werden auch lernen, dass uns die Erfahrung geistiger Gesundheit stets zur Macht der Entscheidung zurückführt. *Ein Kurs in Wundern*® lehrt, dass die Macht der Entscheidung unsere einzige wahre Macht in dieser Welt ist, und Cindy erklärt, wie wir diese Macht anwenden können. Überdies besitzt sie die Gabe, den Kurs in eine Sprache zu übersetzen, die jeder akzeptieren und verstehen kann. Ihre bemerkenswerte Fähigkeit, spirituelle Prinzipien verständlich darzulegen, wie sie sie in unseren gemeinsamen Workshops bewiesen hat, durchdringt auch die folgenden Seiten.

Ich ermutige Sie dazu, dieses Buch mit Freude zu lesen und aus ihm zu lernen. Der rechtgesinnte Teil Ihres Geistes, jener Teil, in dem der Heilige Geist weilt, wird es Ihnen danken.

Gary R. Renard
Juli 2017

1

Einführung

»Wenn das Ego dich zur Krankheit verleitet, dann bitte den HEILIGEN GEIST nicht darum, dass ER den Körper heile, denn dadurch würdest du lediglich den Glauben des Ego akzeptieren, dass der Körper das geeignete Ziel für die Heilung ist. Bitte den HEILIGEN GEIST vielmehr darum, dass ER dich die richtige Wahrnehmung des Körpers lehre, denn allein die Wahrnehmung kann verzerrt sein. Nur die Wahrnehmung kann krank sein, weil nur die Wahrnehmung falsch sein kann.«[2]

Dieses Buch ist das erste in einer dreiteiligen Reihe, in der unterschiedliche Themen aus dem modernen nondualistischen Meisterwerk *Ein Kurs in Wundern*® zur Sprache kommen werden. Die Themen, die ich für dieses erste Buch ausgewählt habe, werfen Licht auf jene Fragen, die in den Kurs-Workshops, die ich zusammen mit meinem Mann Gary R. Renard gebe, am häufigsten gestellt werden. Insbesondere befasse ich mich hier mit der Art und Weise, in welcher der Kurs die Bereiche Gesundheit und Wohlbefinden angeht, und zwar sowohl auf der mentalen wie der physischen Ebene. Im Laufe der Zeit wirst du erkennen, dass alles, was wir erfahren, ein mentaler und kein physischer Prozess ist.

Das hier ist keines der üblichen Gesundheitsbücher, die Gesundheit nur in Begriffen körperlichen Wohlbefindens definieren, denn das wäre zu begrenzt. Der Körper ist nicht die Ursache seiner eigenen Gesundheit, sondern der Geist trifft die Entscheidung für sein Wohlbefinden. Und diese Entscheidung kann sich darin widerspiegeln, dass der Körper geheilt zu sein oder es ihm gutzugehen scheint. *Ein Kurs in Wundern*® lehrt, dass wir kein Körper sind, auch wenn das gewiss unsere Erfahrung zu sein scheint. In Wirklichkeit sind wir vollkommener Geist. In einem rein nondualistischen Denksystem bedeutet das, dass wir dann, wenn wir an eine Welt Gottes und eine Welt der Menschen gleichzeitig glauben, dualistisch denken. Doch nur eines davon ist wahr – das Reich Gottes, das vollkommenes Einssein ist. Vollkommenes Einssein verändert sich nie, nimmt weder je Gestalt an noch verändert es diese, was heißt, dass alles, was sich verändern, Gestalt annehmen oder diese wechseln kann, eine Illusion (ein Traum) ist. Das schließt alle unsere Traum-Vorleben mit ein. Wenn ich mich auf irgendeines meiner Vorleben in diesem Buch beziehe, geschieht das nur, um zu zeigen, wie man damit das Gewahrsein vertiefen kann, dass wir ewige Wesen sind. Außerdem liefert das, wie wir sehen werden, eine Erklärung dafür, weshalb wir uns zu ganz bestimmten Gedanken, Leuten und Situationen hingezogen fühlen. Die meisten unter uns glauben, wir seien Körper, die in einer materiellen Welt leben. Dementsprechend spricht *Ein Kurs in Wundern*® von dem Ort aus zu uns, an dem wir zu sein glauben, doch eigentlich richtet er sich an uns alle als einen einzigen Geist.

Ich bin mir dessen wohl bewusst, dass Nondualismus zu praktizieren einem zuweilen ganz schön viel abfordert, denn das bedeutet ja nicht nur, dass es keine Welt gibt, sondern dass auch das »Ich« (die Persönlichkeit), das wir zu sein glauben, nicht real ist. Und das verlangt von uns, alles, was wir je über unsere Identität gelernt haben, in Frage zu stellen. Ich für meinen Teil habe herausgefunden, dass es hilfreich ist, mich selbst nicht allzu ernst zu nehmen und das Lachen nicht zu vergessen. Ich nehme mein Erwachen ernst, nicht aber die Welt selbst, die eine Projektion des Egos ist. Sie ist äußerst unglaubwürdig und es nicht wert, dass man über sie jammert. Gleichwohl kann man durchaus »normal« sein und Mitleid für sich selbst und andere im Traum (der Welt) zeigen, ohne an letzterem zu hängen. Sobald dir klar wird, dass du träumst, wird es zu deinem Ziel werden, aus dem Traum zu erwachen.

Wenn ich von nun an Bezug auf *Ein Kurs in Wundern*® nehme, werde ich einfach »der Kurs« sagen. Das Meiste, was in diesem Buch zur Sprache kommt, holt sich seine Inspiration aus dem Kurs. Dabei ist es wichtig anzumerken, dass die Stimme des Kurses Jesus selbst ist. Der Kurs wurde von einer Frau namens Helen Schucman in den 1960er Jahren gechannelt, die Seine Stimme sehr deutlich hörte und alles, was er sagte, niederschrieb. Im Anhang am Ende dieses Buches findest du eine bibliografische Auswahl, die dir meiner Meinung nach helfen wird, den Kurs besser zu verstehen. Desweiteren sind alle von mir verwendeten Zitate mit Fußnoten versehen und als Endnoten am Ende des Buches aufgelistet.

Der Kurs führt in seinem Vorwort selbst genauer aus, wie er zustande kam, was er ist und besagt. Auch wenn ich das Denksystem des Kurses im Laufe meiner Ausführungen darlegen werde, empfehle ich in höchstem Maße, den Kurs selbst zu lesen. Er ist ein Schlüssel zum Geist! Jesus und der Heilige Geist sind im Kurs ein und dasselbe, da Jesus in seinem letzten Leben als Jesus mit dem Christus völlig identisch wurde, sodass Er jetzt ein Symbol des Heiligen Geistes ist und Sein Denksystem von Liebe, Unschuld und Ganzheit darstellt. Wenn ich mich hier also auf Jesus beziehe, kann das gleichbedeutend für den Heiligen Geist verstanden werden. Höhere Autoritäten wie Jesus, der Heilige Geist oder Gott, die, wie bereits gesagt, zusammengehören, mache ich dementsprechend durch Großschreibung kenntlich.* Auch wenn der Kurs eine christliche Terminologie verwendet, halte bitte fest, dass er keine Religion ist und auch nie als solche gedacht war. **Er ist ein Denksystem zum Selbststudium**, das zwischen dir und dem Heiligen Geist stattfindet und **dir dabei hilft, das Ego aufzuheben**. Der Begriff »Ego« steht für das falsche Selbst, das auf der falschen Vorstellung beruht, wir hätten uns von unserer Quelle getrennt. Jesus verwendet wohlbedacht christliche Begriffe, und viele der überlieferten Bedeutungen gewisser im Christentum verwendeter Wörter werden im Kurs völlig neu gefasst und erhalten eine andere Bedeutung. Auch greift er auf Freudianische Kon-

---

* Im Unterschied zum Englischen, in dem Kleinschreibung vorherrscht, werden in der deutschen Übersetzung der Lesbarkeit halber nur diesbezügliche Adjektive oder Pronomen groß geschrieben. – *Der Verlag*

zepte zurück (Helen, die Schreiberin, war klinische Psychologin), insbesondere die uns in der westlichen Kultur vertrauten Verteidigungsmechanismen, und legt auf brillante Weise dar, wie der Geist sich ihrer bedient. Da ich diese neu definierten Begriffe durchgehend in diesem Buch verwende, wird ihre Bedeutung allmählich klarwerden.

Das vorliegende Buch ist nicht dazu gedacht, den Kurs zu ersetzen, es sollte also keineswegs an dessen Stelle treten. Sollte der Kurs der von dir gewählte Weg sein oder noch werden, sei dir wärmstens empfohlen, sowohl das *Textbuch* wie auch das *Übungsbuch* durchzuarbeiten, welches aus 365 Lektionen besteht, wobei eine für jeden Tag des Jahres gedacht ist. Die täglichen *Übungsbuch*-Lektionen helfen dir dabei, das Ego aufzuheben, und bringen dich auf einen rechtgesinnten Weg. Viele unter uns wollen ihrem Schmerz und Leid in all den unterschiedlichen Formen, die dies annehmen, ein Ende setzen, und hier haben wir ein Denksystem – eine spirituelle Technik mit detaillierten Übungen –, das uns genau dabei hilft! Es verfolgt alles Leid bis zu seiner allerersten Ursache, und die ist Schuld. Diesem Gedankengang werde ich in diesem Buch nachgehen. Hast du den Kurs zu deinem spirituellen Weg auserkoren, ermutigt er dich, seinen Anweisungen zu folgen, und das heißt: üben, üben, üben! Mit dem Durcharbeiten des *Übungsbuches* beginnt man auf eine ganz bestimmte Weise zu lernen, was dieses Üben bedeutet. Ist man mit dem *Übungsbuch* durch, besteht das Ziel darin, so konsequent wie möglich am täglichen Bemühen, das Ego aufzuheben, dranzubleiben.

Aus meiner eigenen Erfahrung weiß ich, dass es absolut notwendig ist, diese Gedanken in seinem Geist lebendig zu erhalten, sonst ergreift das Ego bei der ersten Gelegenheit wieder die Herrschaft über das Denken und verstärkt die Angst. Über die Jahre hat der Kurs mein Leben merklich verändert und mir durch so manch furchterregende Zeiten hindurchgeholfen, und ich weiß, dass er dasselbe für viele Menschen getan hat. Es ist immer wieder spannend zu erfahren, wie jemand auf den Kurs gestoßen ist. Deshalb möchte ich im Folgenden erzählen, wie ich zum Kurs kam und schließlich meinen Mann, Gary Renard, kennenlernte, der ein sehr prominenter Kurslehrer ist. Außerdem empfehle ich sehr, Garys Buchtrilogie zu lesen: *Die Illusion des Universums*, *Deine unsterbliche Realität* und *Die Liebe vergisst niemanden*. In diesen aufeinanderfolgenden drei Bänden finden sich sehr gute Erläuterungen des Kurses sowie des kompletten Hintergrundes mancher Sachverhalte, auf die auch ich in meiner Darstellung Bezug nehmen werde.[*]

In den 1990er Jahren, als ich um die zwanzig war, begann ich, eine Menge spiritueller Bücher zu lesen, doch mein Hauptinteresse galt psychischen Phänomenen wie außerkörperlichen Erlebnissen und Nahtoderfahrungen. Soweit ich sehen kann, wurde mein Interesse an Spiritualität durch Folgendes beeinflusst: Seit den 1980er Jahren, in denen Shirley MacLaine ihr Buch *Zwischenleben* herausbrachte, befand sich meine Mutter auf einer spirituellen Suche und erzählte immer wieder von dem, was sie aus ihren Büchern und anderen Quellen erfuhr. So führten meine Mutter und ich viele inte-

---

[*] Inzwischen ergänzte Gary seine Trilogie um ein viertes Buch mit Arten und Pursah, das 2019 unter dem Titel *Als Jesus und Buddha sich kannten* bei AMRA auch auf Deutsch erschienen ist. – *Der Verlag*

ressante Gespräche über metaphysische Themen, und ich entwickelte eine große Offenheit dafür. Ich saugte diese Gedanken auf wie ein Schwamm! Mein Interesse an Nahtoderfahrungen hatte allerdings schon früher begonnen, als ich erst Anfang zehn war; da hatte meine Großmutter eine solche gehabt und meinem Vater davon erzählt, wie sie durch einen Tunnel mit einem strahlenden Licht am Ende gegangen war. Dann während der Neunziger hatte ich immer häufiger selbst außerkörperliche Erfahrungen und empfand eine große Freiheit darin, in spirituelle Bereiche jenseits des Körpers vorzudringen. Das war so befreiend! Und trieb mein Interesse an spirituellen Themen noch weiter voran.

In jener Zeit ging ich öfter in einen lokalen Buchladen und begab mich dort immer gleich in die Eso-Abteilung. Jedes Mal nahm ich *Ein Kurs in Wundern*® aus dem Regal und schlug das Buch hier und da auf. Doch für gewöhnlich stellte ich es dann wieder an seinen Platz zurück, denn ich hatte keine Ahnung, was darin stand. Es klang für mich wie eine Fremdsprache. Doch konnte ich immerhin soviel sagen, dass es eine kluge Schrift war – und die machte mich neugierig. Mehrere Jahre lang, während ich in meinen Zwanzigern war, wiederholte sich das: Ich nahm das Buch aus dem Regal und stellte es wieder zurück. Doch eines Tages beschloss ich, es zu kaufen. Ich wusste nicht weshalb, denn ich verstand es ja nicht, doch ich fühlte mich dahin geführt, es zu erwerben. Vorerst endete es bei mir zuhause in meinem Bücherregal und verbrachte dort einige Jahre.

Eines Tages fragte mich meine Mutter, ob sie sich mein Exemplar ausleihen dürfe. Bald darauf begann sie, an einer örtlichen Gruppe zu *Ein Kurs in Wundern*® teilzunehmen, erzählte mir schließlich von ihren Lektionen, und wir diskutierten darüber. Noch immer empfand ich keine Bereitschaft dazu, es zu lesen, doch dass ich es irgendwann tun würde, war mir klar. Dann rief mich eines Tages meine Mutter an und erzählte mir von einem Buch, das sie aus ihrer Gruppe mit nach Hause genommen hatte und *Die Illusion des Universums* hieß. Sie schwärmte regelrecht davon! Sie liebte dieses Buch und seinen Autor, Gary Renard, über alle Maßen. Sie betonte, wie lustig Gary sei und dass sein Schreibstil den Kurs so viel leichter verständlich machte. Ich warf einen Blick auf das Buch und starrte auf das Foto von Gary auf der Rückseite des Buches. Augenblicklich spürte ich, dass ich ihn kannte.

Zum damaligen Zeitpunkt konnte ich noch nicht erklären, weshalb, doch mein Gefühl sagte mir, dass ich seine Seele kannte. Alles an ihm war mir vertraut – sein Gesicht, sein Lächeln und seine sarkastisch-witzige Haltung. Immer wieder erwischte ich mich dabei, wie ich sein Foto ansah, als würde ich versuchen, es irgendwo einzuordnen. Ich las das Buch und wusste, dass ich meinen Weg gefunden hatte. Die Aufgestiegenen Meister Arten und Pursah, die Gary erschienen, erläuterten alles, was den Kurs betraf, mit einer Mischung aus hoher Präzision und Humor, die hervorragende Arbeit leistete. Unmittelbar nachdem ich sein Buch gelesen hatte, begann ich den Kurs zu studieren und die Lektionen des *Übungsbuchs* zu machen. Das war 2005. Und niemals mehr sollte ich dahinter zurückgehen.

Ich ahnte nicht, dass ich eines Tages mit Gary verheiratet sein, öffentlich über den Kurs sprechen und sogar ein Buch über ihn schreiben würde! Hätte mir damals in den Neunzigern jemand erzählt, dass das geschehen würde, würde ich wahrscheinlich erwidert haben: »Hast du grad gekifft?« Zu jener Zeit interessierte ich mich für die Unterhaltungsindustrie, sang in Bands und verbrachte viel Zeit mit Tieren, was ich heute noch tue. Doch *Ein Kurs in Wundern*® unterrichten? Das hätte ich mir niemals vorstellen können, auch wenn Medien mir sagten, ich würde einmal in der Öffentlichkeit sprechen und Bücher schreiben. Ich dachte immer, »Wie soll das gehen?«, denn ich war wirklich schüchtern.

Im Mai des Jahres 2006 fragte mich meine Mutter, ob ich sie in Las Vegas treffen wollen würde, um Gary sprechen zu hören. Ich hatte schon früher in diesem Jahr vorgehabt, eine seiner Veranstaltungen zu besuchen, doch das hatte nicht geklappt; als meine Mutter mich aber jetzt fragte, ob ich mitkommen wolle, war das Timing perfekt. Wir gingen zu der Veranstaltung und warteten darauf, dass Gary kam und sprach.

Ich schaute zu meiner Rechten und sah ihn den Gang hinunterlaufen. Meine Mutter deutete auf ihn und sagte: »Sieh mal! Da ist Gary!« Wir waren ziemlich aufgeregt. Als ich ihn so gehen sah, hatte ich erneut das Gefühl, ihn bereits zu kennen. Mir war sogar seine Art zu gehen und seine Körpersprache bekannt, als wäre ich ihm zuvor bereits begegnet. Das fühlte sich eigenartig, aber schön an.

Nach dem Vortrag warteten meine Mutter und ich in der Buchsignier-Schlange, um Hallo zu sagen. Meine Mutter stand vor mir, so dass sie Gary als Erste traf. In dem Moment, in dem sie ihn ansprach, sah ich, dass er sie einzuordnen versuchte, als würde er sie bereits kennen. Das war interessant. Sie hatten einen angenehmen kurzen Austausch. Dann war ich an der Reihe, begrüßte ihn und erzählte, dass mich seine Bücher und die Botschaften darin sehr ansprachen. Ich beobachtete seinen Gesichtsausdruck, denn offensichtlich versuchte er auch mich einzuordnen, als ob ich ihm bekannt wäre. Da ich wusste, dass er Musiker war, erzählte ich ihm, auch ich sei Musikerin, habe eine Webseite und würde mich freuen, wenn er die Zeit fände, sie zu besuchen. Er war sehr freundlich und antwortete, das würde er gerne tun. Unser Austausch war kurz, aber herzlich.

Als ich gerade Tschüss sagen und gehen wollte, sagte er: »Gibt es auf Ihrer Webseite eine Möglichkeit, Sie zu kontaktieren?« Ich sagte Ja. Drei Tage später erhielt ich eine eMail von Gary, in der er mir mitteilte, als wir uns begegnet seien, habe er gespürt, dass er mich bereits kennen würde. Ich erinnere ihn an andere Leben, und ob ich daran interessiert sei, der Frage weiter nachzugehen. Ich fühlte genau dasselbe, und so blieben wir in Kontakt, was ihn 2007 schließlich dazu bewegen sollte, nach Kalifornien zu ziehen, um mit mir zusammenzuleben. Zwei Jahre später heirateten wir.

Bereits im Jahr 2006, dem Jahr unserer Begegnung, im Sommer, als ich Garys zweites Buch *Deine unsterbliche Realität* las, war mir klar geworden, dass Arten, einer von Garys Aufgestiegenen Meistern in seinen Büchern, Thaddäus gewesen war, ein Jünger von Jesus und mein zukünftiges Selbst – und dieses zukünftige Selbst erschien jetzt gerade Gary. Ich wusste aus seinen Büchern, dass Pursah, der weibliche Aufgestiegene Meister, Jesus' Jünger Thomas gewesen war, der wiederum Gary in diesem Leben hier war. Darum erübrigt es sich festzustellen, dass es absolut stimmig war, dass wir als Gary und Cindy zusammentrafen, um Jesus' Botschaften zu verbreiten.

Eines Tages saß ich gerade im Auto und las das Kapitel »Wer ist Arten?« in seinem Buch. Darin unterhalten sich Arten und Pursah mit Gary darüber, wie er in diesem Leben Arten begegnen würde und dass derjenige eine Frau sei. Als ich das las, war mir, als hätte ich diese Gespräche schon einmal gehört, und ich wusste, dass sie über mich sprachen. Es war eine Art »Aha«-Moment. Ich staunte nur so, welch eine faszinierende Erfahrung für mich! Zuerst erzählte ich Gary nichts davon, denn ich wollte abwarten, ob er von sich aus etwas sagen würde. Doch ein paar Monate später, nach einem gemeinsamen Abendessen, machte ich mich daran, es endlich auf den Tisch zu bringen. Er war sehr empfänglich für das Gespräch und gab zu, dass ihm von unserer allerersten Begegnung an, als er mich in der Buchsignier-Schlange erblickt hatte, klar gewesen sei, dass er mich gefunden hatte.

In diesem Augenblick – und den werde ich niemals vergessen – wurde mir völlig klar, dass mein Leben gerade dabei war, eine 180-Grad-Wendung zu machen. Alles ergab plötzlich einen Sinn – alle Träume, die ich gehabt hatte, bis dahin, mit Jesus vor zweitausend Jahren zusammen gewesen zu sein und mich Ihm nahe zu fühlen, ebenso wie mein bisheriger spiritueller Weg, der mich eindeutig für das Kommende vorbereitet hatte. Uns beiden, Gary und mir, wurde bewusst, dass wir dazu bestimmt waren, uns zu begegnen, und eine gemeinsame Arbeit vor uns hatten, nämlich Jesus' ursprüngliche Lehren von vor zweitausend Jahren zu verbreiten, die in Wahrheit ein nondualistisches Denksystem darstellen, in dem Liebe und Vergebung dazu dienen, uns nach Hause zu bringen.

Dieses Denksystem findet in Seinen Unterweisungen in *Ein Kurs in Wundern*® eine Fortsetzung. An diesem Weg teilzuhaben ist eine Ehre für mich, und es freut mich enorm, in diesem Buch über diese Lehren zu sprechen, denn das intensiviert sie in meinem eigenen Geist und bestärkt mich auf dem Weg des <u>Erwachens zu jenem Zuhause in Gott</u>, das ich in Wahrheit niemals verlassen habe. Wenn ich meine eigene Geschichte erzähle, wie ich auf den Kurs stieß und Gary traf, kann das, zusammen mit meiner Begeisterung für diese Lehren, anderen Menschen auf dem Weg helfen, Sachverhalte zu verstehen, die in dem vorliegenden wie meinen zukünftigen Büchern thematisiert werden.

Ein weiterer Segen war es für mich, 2009 meinen Master in spiritueller Psychologie an der Universität von Santa Monica gemacht zu haben. Meine Professoren für spirituelle Psychologie, Dr. Ron und Mary Hulnick, verstanden wirklich, dass <u>nichts außerhalb von uns</u> die Ursache für unseren Ärger ist (ein Thema, das im Kurs häufig vorkommt), und ich bin dankbar dafür, dass sie dieser wundervollen Lehreinrichtung bis heute ihre Dienste zur Verfügung stellen. Dieser Aspekt ihrer Lehre ist – unter anderen hilfreichen psychologischen Instrumentarien, die sie für Gesundheit und Wohlbefinden anboten – eine sehr schöne Ergänzung zu den Kurslehren, ganz besonders, was das Thema der Vergebung und ihr Verständnis von Projektion anbelangt. Meines Erachtens würde jeder, der daran interessiert ist, ein Zertifikat für Life Coaching zu erlangen, in dem praktische ebenso wie psychologisch fundierte Methoden Anwendung finden, aus einem Kurs an dieser Universität reichlichen Nutzen ziehen.

Eine Menge Fragen, die Gary und mir bei unseren Workshops gestellt werden, beziehen sich auf die Bereiche Gesundheit und Wohlbefinden, daher stellt dieses Buch letztere auch in den Fokus. Es befasst sich überwiegend mit der Perspektive, die der Kurs anbietet, um unterschiedliche Situationen, die mit dem Körper und unseren Beziehungen zu tun haben, und unsere daraus resultierenden geistigen und emotionalen Reaktionen zu betrachten.

Da alle Informationen miteinander zusammenhängen, werde ich mich sowohl auf Passagen und Gedanken im Kurs wie solche in Garys Büchern beziehen. Selbstverständlich sind meine Ausführungen auch von dem größten, mittlerweile verstorbenen Lehrer des Kurses beeinflusst: Dr. Kenneth Wapnick. Zusammen mit Dr. Helen Schucman, Bill Thetford (dem Koautoren des Kurses und Kollegen von Helen) sowie Judy Skutch Whitson, der Herausgeberin des Kurses, war er zur Stelle, als alles begann. Ich glaube, dass, von Helen selbst abgesehen, Dr. Wapnick die Kurslehren besser verstand als irgendjemand sonst; so verfasste er zahlreiche Bücher und Beiträge über den Kurs. Mithin habe auch ich seine Schriften studiert, bin von ihnen geprägt und empfehle sie wärmstens weiter.

Für diejenigen, für die der Kurs neu ist, möchte ich noch einmal sagen, dass er ein rein nondualistisches Denksystem darstellt. Das bedeutet, dass man als einzige Wirklichkeit Gott anerkennt. Nichts anderes existiert. Damit viele der Gedankengänge, die im vorliegenden Buch zur Sprache kommen, einen Sinn ergeben, empfiehlt es sich, es innerhalb dieses Kontextes zu lesen. Der Kurs selbst ist so angelegt, dass er uns hilft, das Ego aufzuheben; das ist jenes von uns erfundene Selbstkonzept, das auf Trennung basiert und nichts mit unserer

Wirklichkeit zu tun hat. Wirklich ist allein Gott, und der ist vollkommene Liebe. In einem nondualistischen System gibt es nichts anderes als Gott. Die Einführung in den Kurs drückt das folgendermaßen aus:

> »*Nichts Wirkliches kann bedroht werden. Nichts Unwirkliches existiert. Hierin liegt der Frieden GOTTES.*«[3]

Man kann diese Feststellung auch in Begriffen von Einssein und Ganzheit fassen. Der Kurs sagt:

> »*Einssein ist einfach die Idee: GOTT ist. Und in SEINEM SEIN umfasst ER alle Dinge. Kein Geist birgt irgendetwas außer IHM. Wir sagen: »GOTT ist«, und dann hören wir auf zu sprechen, denn in dieser Erkenntnis sind Worte bedeutungslos. Da sind keine Lippen, sie zu sprechen, und kein Teil des Geistes, der sich genügend unterscheiden würde, um zu verspüren, dass ihm jetzt etwas bewusst ist, was nicht er selber ist. Er hat sich vereint mit seiner QUELLE. Und wie die QUELLE SELBST, so ist er einfach.*«[4]

Im Licht dieser beiden Aussagen betrachtet gehört es zum Lernprozess, die Sühne für uns selbst anzunehmen, was bedeutet, wirklich anzuerkennen, dass die Trennung von Gott niemals stattgefunden hat. Wir träumen nur einen Traum von Trennung. Sühne hat im Kurs nicht dieselbe Bedeutung wie in der althergebrachten Deutung des Christentums, in der Sühne dafür zuständig ist, Schuld zu tilgen. Laut dem Kurs gibt es gar keine Sünde, und deshalb brauchen wir sie auch nicht zu sühnen. Sünde ist nur ein Trennungsgedanke. Wir träumen von Trennung und werden aus diesem Trennungstraum wieder erwachen und erkennen, dass wir unser Zuhause in Gott nie verlassen hatten. Welch ein schöner Gedanke!

Bist du je aus einem Alptraum erwacht und hast dir gesagt: »Gott sei Dank, dass es nur ein Traum war!« Und dann warst du sehr erleichtert darüber, dass die ganzen Ereignisse im Traum nicht real waren. Diese Erfahrung ist jener ähnlich, die wir alle haben werden, wenn wir einst aus diesem Traum erwachen, den wir die Welt nennen. Dann werden wir erkennen, dass alles nur erfunden war – und der Traum verschwindet. Wenn das Ego aufgehoben sein wird, wird all das klar, denn dann bleibt nur wahres Verstehen übrig.

Wir sind ergebnisorientierte Wesen, und so versucht dieses Buch hier, genau das zu tun, nämlich Ergebnisse zu liefern. Wenn wir irgendetwas meistern wollen, müssen wir üben. Ich beanspruche nicht, ein Meister dieses Denksystems zu sein, wohl aber, einem wahrhaftigen Meister zu folgen, dem Heiligen Geist oder Jesus – sie sind meine Führer. Jesus und der Heilige Geist stellen den rechtgesinnten Teil unseres Geistes dar, in dem der Heilige Geist weilt. Dabei lässt sich der Heilige Geist auch als Berichtigungsprinzip oder Sühneprinzip verstehen, das uns sagt, dass die Trennung von Gott niemals geschehen und folglich gar nichts passiert ist. Wir sind – in Gott – schuldlos, ganz und vollkommen, und das ist die Wirklichkeit. Seitdem sich der Geist im Glauben, wir seien von Gott getrennt, scheinbar trennte, scheinen wir jetzt, so erklärt es der

Kurs, zweierlei zu besitzen: einen falschgesinnten Geist – das Ego, das auf Trennung basiert – und einen rechtgesinnten Geist, der den Heiligen Geist vertritt, der auf Ganzheit, Schuldlosigkeit und Liebe gründet.

Und dasjenige, womit wir uns in einem gegebenen Moment identifizieren, ist genau das, was wir zu sein glauben.

> **Wir glauben, was wir glauben wollen, und darum sehen wir auch, was wir sehen wollen.**

Die Ideen, die das vorliegende Buch entwickelt, ebenso wie die Übungen, die es empfiehlt, sind nicht dazu gedacht, irgendwelche medizinischen Behandlungsmaßnahmen oder Ratschläge zu ersetzen. Was ich hier vorschlage, ist von den Gedanken des Kurses her inspiriert und dementsprechend für die Ebene des Geistes gedacht, auf der sich wahre Veränderung abspielt, sodass die Wirkung für sich selber sorgt.

Jesus ermutigt uns, das Augenmerk nicht auf die Wirkungen, sondern die Ursache zu legen, und die verbirgt sich in der Entscheidung, die wir in unserem Geist für den Heiligen Geist oder aber das Ego als unseren geistigen Führer und Lehrer treffen. Unsere Erfahrung wird dann zeigen, welchen Lehrer wir gewählt haben. Meine bisherige Lebenserfahrung hat mir gezeigt, wieviel leichter alles wird, wenn ich die Wahl treffe, mein eigenes Urteil abzugeben und den Heiligen Geist übernehmen zu lassen. Auch wenn sich das Geschehen im Außen nicht zu verändern scheint, ändert sich meine Erfahrung desselben – sie wird friedvoller. Und das ist jeden Preis wert. Wenn man es nicht mehr erträgt, wie man sich gerade fühlt, hat man laut Kurs die Macht, eine neue Wahl zu treffen, denn wir sind für unseren Geist verantwortlich.

Dieses Buch handelt auch davon, welch positive Auswirkungen die Übernahme der Verantwortung für das eigene Denken auf unseren Gesundheitszustand haben kann, also physisch, auch wenn das nicht das eigentliche Ziel ist. Es ist aber wichtig zu verstehen, dass manchmal körperliche Symptome nicht verschwinden, selbst dann nicht, wenn man das ganze Egogeschrei und Egogezeter aus dem Geist zu beseitigen versucht, das unsere wahren Gedanken blockiert. Das ist nicht von Bedeutung.

Letzten Endes hat die Tatsache, ob man einen gesunden oder kranken Körper hat, absolut nichts mit der Wahrheit zu tun, denn wir sind kein Körper. Entscheidend ist, es als das eigentliche Ziel zu erkennen, dass man sich unabhängig davon, was gerade mit unserem Körper los ist, in einem Zustand des Friedens befinden kann – und der findet wirklich in unserem Geist statt. Der Kurs sagt: »Ideen verlassen ihre Quelle nicht.«[5] Also hat die Welt unseren Geist nicht verlassen. Alles befindet sich im Geist, also auch der Körper, und das heißt, dass man seine geistige Einstellung zu ihm ändern kann. Ursache und Wirkung sind nicht voneinander getrennt, sondern eins. Wenn ich von Wohlbefinden spreche, geht es mir also eher um den Geisteszustand, und wie man eine göttliche Verbindung zum reinen Geist eingehen kann – wobei reiner Geist das bedeutet, was wir wirklich sind, nämlich eins mit Gott. Im Übrigen werde ich Gedankengänge wie diese im Laufe meiner Ausführungen wiederholen, damit sie an Kraft gewinnen.

Wenn die Welt eine Illusion ist, bedeutet das aber nicht, dass wir uns nicht um uns kümmern oder auf das verzichten, was unserer Gesundheit zuträglich ist. Wir werden so oder so immer Vorlieben haben, und daran ist nichts verkehrt. Nur weil Wasser eine Illusion ist, heißt das nicht, dass wir es nicht trinken sollten. Solange wir glauben, Körper zu sein und in einer materiellen Welt zu leben, müssen wir dem gesunden Menschenverstand folgen und tun, was uns voranbringt. Wenn wir eine Quelle außerhalb von uns benutzen, nennt sie der Kurs »magisch«. Das ist ganz einfach die gedankliche Konsequenz davon, dass das Materielle nicht wahr ist. Wenn wir aber auszuprobieren und zu beweisen versuchen, dass wir, nur weil die Welt und unser Körper eine Illusion sind, dergleichen wie Essen und Wasser oder sogar Medizin nicht brauchen, werden wir nicht sehr weit kommen. Am besten ist es immer, jener inspirierten Führung zu folgen, die sich im Inneren auf natürliche Weise einstellt; diese wird uns zu dem hinführen, was uns geistig und physisch dienlich ist – und das ist stets dann der Fall, wenn es aus Liebe geschieht.

Wir sind immer genau dort, wo wir gerade zu sein haben. Nichts geschieht aus Zufall. Entsprechend dem Fokus, den der Kurs auf das Geistestraining legt, ist es wichtiger, *wie* wir über etwas denken, als *was* wir gerade tun. Von Bedeutung ist allein, rechtgesinntes Denken zu praktizieren und wie der Heilige Geist zu denken. Was auch immer gerade geschieht, wir sind stets in der Obhut und im Licht Gottes. Dazu heißt es in *Deine unsterbliche Realität*: »Doch bist du kein Körper, du bist die Liebe, und es spielt keine Rolle, wo die Liebe zu sein scheint. Denn da sie Liebe ist, kann sie nicht fehlgehen.«⁶ An diese Zeile denke ich gerne, wenn ich mich in einer schwierigen Situation befinde. Sie erinnert mich daran, dass ich – gleichgültig, was gerade geschieht oder wo ich gerade zu sein scheine – stets zur rechten Zeit am rechten Ort bin, wenn ich es mit Liebe betrachte.

Wenn in unserem Geist Liebe ist, sind wir auch in einer besseren Ausgangsposition, um die Stimme des Heiligen Geistes zu hören und Seiner Führung zu folgen. Mit der Zeit bekommen wir heraus, dass ein Unterschied zwischen der Inspiration, die vom Heiligen Geist stammt, und der Anleitung durch das Ego besteht, denn diese beiden Geisteszustände schließen einander aus. Was uns dabei hilft, die beiden Stimmen in unserem Geist voneinander zu unterscheiden, ist Folgendes: Die eine führt zu Schmerz und Leid, indem sie das Schuldgefühl wegen der angeblichen Trennung von der Quelle verstärkt (das Egodenken), und die andere führt zu Freude und Frieden und vertritt den Heiligen Geist. Unsere Stimmung verrät uns immer, für welche von beiden wir uns entschieden haben.

Ebenso wichtig ist, die ursächliche Verbindung zwischen dem zu verstehen, was man in einem gegebenen Moment fühlt, und den Gedanken, denen man gerade nachhängt. Hierin liegt der Wert der Achtsamkeit. Sobald man das, was man fühlt, mit dem, was man gerade denkt, zusammenbringt, beginnt man die Kontrolle über seine eigenen Gedanken zu übernehmen und sich daran zu erinnern, dass man immer eine Wahl hat, wie man das aktuelle Geschehen deutet. Die Gedanken kommen zuerst. Das Fühlen folgt dem Denken. Zuerst fassen wir einen Gedanken über jemanden oder etwas, und dann erleben – fühlen – wir unsere Gedanken. Wenn aber die Gedanken die Ursache dafür bleiben, wie wir uns fühlen, ist es die geistige Ebene, auf der wir wahrhaftige Macht besitzen, unser Denken und Deuten zu ändern und damit die Art und Weise, wie wir etwas erleben.

Jetzt erkennen wir allmählich, dass nichts außerhalb von uns Schmerz und Leid verursacht. Dieser Gedanke allein kann uns auf den Weg zur Freiheit von jedwedem Leid bringen, das uns widerfahren mag. Wäre es hingegen wahr, dass uns etwas von außerhalb Leid zufügen könnte, dann wären wir in der Tat ein Opfer dieser Welt. Doch darin liegt keine Macht. Der Kurs sagt: »Ich bin nicht das Opfer der Welt, die ich sehe.«[7] Das liegt daran, dass die Welt nur eine Projektion aus unserem Geist ist. Es gibt keine Welt außerhalb von uns. Wir sehen, was wir sehen wollen, und das ist alles. Doch mit der entsprechenden Übung und Bereitschaft können wir rechtgesinntes Sehen lernen: mit der Wahrheit als Ziel und der Sicht Christi – wahrhaftiger Sicht, wahrhaftiger Wahrnehmung und Schuldlosigkeit.

Ich lade dich dazu ein, mir auf dieser Reise, die mit reinem Geist heilt, zu folgen und zu lernen, wie du den Egoplan loslassen und dein Vertrauen in das setzen kannst, was wahr und bleibend ist: in einen Plan, der niemals schiefläuft, den Plan des Heiligen Geistes, der dich aus dem Leid herausführen wird – hinein in dein wahres Wesen als reiner Geist, das Zuhause, das du eigentlich nie verlassen hast.

2

Was ist Gesundheit?

»Gesundheit stellt sich ein, wenn jeder Versuch
aufgegeben wird, den Körper lieblos zu benutzen.«[8]

Ich saß hinten in einem Raum in Winterthur, einer Stadt in der Schweiz, und hörte meinem Mann zu, wie er über *Ein Kurs in Wundern*® sprach und sagte: »Jesus kommt nicht zurück, weil er erleuchtet wurde.« Auf der Ebene der Welt ist das eine wahre Aussage; jener Jesus war einst ein Mann in einem Körper, der zu Christus wurde, zu dem wir alle gleichermaßen erwachen werden. Wenn wir erleuchtet sind, brauchen wir nicht mehr in körperlicher Gestalt zurückzukehren. In Wirklichkeit ist keiner von uns wirklich in einem Körper, denn der Körper ist eine Projektion, die aus dem Geist stammt. Nachdem ich Gary das hatte sagen hören, begann mein Körper plötzlich zu vibrieren und sich zu schütteln. Ich fühlte eine sehr starke Präsenz um mich herum und durch mich hindurchgehen und erhielt einen Download in Form von Gedanken, die mir in den Sinn kamen. Ich spürte, dass diese Präsenz Jesus war, denn die Stimme sagte:

> »Sag den Leuten, dass der Grund dafür, dass ich nicht wiederkomme, der ist, dass ich niemals fortgegangen bin. Ich lebe in euch. Behandelt alle stets, als wären sie ich; nicht, weil ich besonders bin, sondern weil ihr alle großartig seid. Jedes Mal, wenn ihr in irgendeiner Weise Schmerz oder Leid empfindet, erinnert euch daran, dass es eure Gedanken sind, die euren Schmerz verursachen. Fragt euch selbst, bringt dieser Gedanke mir Leid oder Freude? Wenn es Leid ist, dann wählt einen neuen Gedanken – und erinnert euch so Gedanke für Gedanke an die Wahrheit.«

Das war es; und mein Körper vibrierte noch zwei Stunden so weiter. Diese Botschaft war so einfach und liebevoll – und freundlich. Dann fiel mir ein, dass es im Kurs selbst heißt: »Wie einfach ist doch Erlösung! Alles, was sie aussagt, ist, dass das, was niemals wahr gewesen ist, auch jetzt nicht wahr ist und es niemals sein wird. Das Unmögliche ist nicht geschehen und kann keine Wirkungen haben.«[9]
Die Schwierigkeit ist aber, dass wir durchaus Körper zu sein glauben und, aus einer linearen Perspektive betrachtet, unseren ganzen Glauben schon seit langer Zeit in die Körperwelt investieren. Wenn wir dann gesagt bekommen, wir seien keine Körper und nichts sei geschehen, was heißt, dass die Trennung von Gott nicht wirklich stattgefunden hat, dann dauert das natürlich eine Weile, bis es von unserem Geist voll und ganz akzep-

tiert wird. Das ist verständlich. Doch das Ego – der Trennungsgedanke – ist nicht verständlich und wird es auch nie sein. Es ist buchstäblich unverständlich. Dennoch glauben wir immer weiter daran. Weshalb? Offensichtlich sind wir davon überzeugt, dass es uns irgendetwas einbringt, irgendeinen Vorteil, etwas, was mehr als alles ist, sodass wir mehr als überall sein können, denn das scheinen wir ja zu wollen.

Das Ego, dieses falsche Selbstkonzept, das wir zu sein glauben, spaltete sich von der Liebe ab und fabrizierte eine Welt, die von Gott getrennt ist, der tatsächlich alles und überall ist. Dazu angetrieben hat das Ego der unheilvolle Gedanke, der Schöpfer seiner selbst sein zu wollen und zu versuchen, Gottes Thron zu usurpieren – eine äußerst törichte Idee, an die wir aber glaubten. Das Ergebnis davon ist, dass das Ego als Teil des abgespaltenen Geistes diese Welt und diese Körper projizierte; Körper, die sowohl gesund wie auch krank zu sein scheinen können. Das gehört zur Dualität, die das Wesen dieser Welt ausmacht.

Im Kurs sagt Jesus, es gebe keinen Unterschied zwischen einem gesunden und einem kranken Körper, da beide gleichermaßen unwahr seien. Denn das entspricht nicht der Wirklichkeit, die ganz, das heißt vollkommenes Einssein ist. Dementsprechend taucht unter Schülern, die den Kurs studieren, häufig die Frage auf, was Krankheit und Leid denn bewirke. Um diese Frage zu beantworten, führe ich im Folgenden aus, wie Gesundheit im Kurs definiert wird; daraus wird sich naturgemäß auch ergeben, was das Gegenteil von Gesundheit darstellt.

Ralph Waldo Emerson hat einmal gesagt: »Der erste Reichtum ist Gesundheit.« Dem stimme ich mehr als nur zu. Doch beim Thema Gesundheit denken die meisten nur an den Körper. Wenn der Körper gut funktioniert und frei von Krankheit ist, bedeutet das, dass man gesund ist. Das trifft, von der Welt aus gesehen, zwar zu, ist aber nur ein kleiner Teil dessen, was Gesundheit darstellt.

Der Kurs beschreibt Gesundheit als inneren Frieden. Nutzen wir den Körper für die Zwecke des Heiligen Geistes, also zum Vereinen und Einswerden, demonstrieren wir unsere Ganzheit. Da wir Geist und kein Körper sind, vereinigen wir uns so mit dem Zweck des Geistes, der stets für das Einssein steht. Der Kurs sagt: »Der Körper ist demnach nicht die Quelle seiner eigenen Gesundheit. Der Zustand des Körpers liegt einzig und allein darin, wie du seine Funktion deutest.«[10] »Ist dein Geist erst einmal geheilt, dann strahlt er Gesundheit aus und lehrt dadurch Heilung.«[11]

Diese Aussagen des Kurses spiegeln Jesu Lehre wider, dass der Geist immer die Ursache ist und der Körper und die Welt die Auswirkung sind. Unsere Innen- und Außenwelt sind ein und dieselbe, weil die äußere Welt eine bildhafte Darstellung unserer nach außen projizierten Gedanken ist. Wir interpretieren den Körper entweder mit dem Ego oder dem Heiligen Geist als unserem Lehrmeister. Wenn Gesundheit innerer Frieden ist, fragst du dich vielleicht, wie du ihn finden kannst? Der Kurs ermutigt uns dazu, wahre Vergebung zu praktizieren, die notwendig ist, um den Frieden Gottes zu erlangen. Wahrer Frieden, der sich aus wahrer Vergebung ergibt, kann sich nicht einstellen, solange Ärger vorhanden ist. Ärger ist das Gegenteil von Frieden und geht aus der Leugnung des Egos hervor, dass Frieden existiert, denn sonst würden wir uns für letzteren entscheiden.

Die meisten Menschen werden von Zeit zu Zeit ärgerlich, doch der Schlüssel zu diesem Problem besteht darin zu erkennen, dass Ärger niemals gerechtfertigt ist, weil wir nie aus jenem Grund aufgebracht oder ärgerlich sind, den wir annehmen. Die Art und Weise, in der wir Welt und Menschen erfassen, beruht auf einer falschen Wahrnehmung, denn wir können schlicht und einfach nicht das Gesamtbild erfassen, und so haben wir absolut keine Möglichkeit, irgendjemanden oder irgendetwas mit einem Urteil zu belegen, das auch nur annähernd an das herankommt, was tatsächlich vor sich geht.

Ein Nebeneffekt davon ist, dass immer dann, wenn wir unserer eigenen Stärke vertrauen, also unserem Ego als Lehrer folgen, es unvermeidbar ist, dass wir uns unsicher, ängstlich und furchtsam fühlen. An das falsche Verständnis von Stärke, wie es das Ego anbietet, zu glauben bedeutet, an Schwäche zu glauben. Der Kurs hilft uns zu verstehen, dass Gott unter allen Umständen unsere letzte Rettung ist. Diese Rettung liegt in unserem Geist, und alles, was wir zu tun brauchen, ist, über all unsere Schwächegedanken mit dem Ego hinaus zur Quelle wahrer Stärke zurückzukehren. Dieser Ort lässt sich in jeder möglichen Situation erreichen, darauf können wir uns verlassen. Und so gibt es wahrhaft nichts zu fürchten.

⚘ Vergebung

Zurück zu unserer Frage, wie man inneren Frieden findet: Da das notwendige Mittel, um inneren Frieden und einen Zustand von Gesundheit zu erfahren, wahre Vergebung ist, werde ich die Vergebungsschritte so durchgehen, wie sie im Kurs beschrieben sind, und zwar in allen Einzelheiten. Bevor ich das aber tue, ist es hilfreich, den Unterschied zwischen dem, was der Kurs Vergebung-zum-Zerstören beziehungsweise wahre Vergebung nennt, klarzustellen.

⚘ Vergebung-zum-Zerstören

Vergebung-zum-Zerstören ist das, was die meisten Menschen in der Welt für Vergebung halten, das heißt: Wir vergeben anderen für etwas, was sie wirklich getan haben, und behalten in unserem Geist den Gedanken bei, dass sie schuldig sind. Diese Art von Vergebung verleiht der Welt im Geist weiterhin Wirklichkeit und bedeutet, dass Schuld wirklich ist. Wenn wir auf diese Weise zu vergeben versuchen, verstärken wir aber nur unsere eigene Schuld, denn es gibt nur einen Geist – und darin sind alle miteinander verbunden. Um das Verständnis dieses Schlüsselgedankens geht es in unserer gesamten Kurspraxis. Ist da nur ein einziger Geist, so erreicht jeder Gedanke, den wir zu irgendjemand anderem hin aussenden, uns selbst. Wahre Vergebung zu verstehen ist gleichbedeutend damit, von Grund auf zu verstehen, wie Nondualismus funktioniert. Nur Liebe gibt es, und nichts sonst. Wenn wir lieblos sind, weil wir Angstgedanken über uns selbst oder andere hegen, befinden wir uns in einem Zustand, der gar nicht existiert. Das zu erfassen, erfordert Zeit, Geduld und viel Übung.

Vergebung-zum-Zerstören trägt vielerlei Masken, und die lernen wir dadurch zu erkennen, dass wir nachspüren, ob wir noch irgendein Anzeichen von Ärger über die betreffende Person oder Situation empfinden. Besteht ein Part in uns aber weiterhin darauf, dass uns eine bestimmte Person unrecht getan hat, und erhält damit das Denkmuster aufrecht, dass wir Recht haben, ist das weiterhin Vergebung-zum-Zerstören.

⚢ Wahre Vergebung

Wahre Vergebung hebt den Irrtum, den wir in anderen und der Welt sehen, dadurch auf, dass wir unsere illusorischen Deutungen und unseren Glauben an Trennung loslassen. Mit wahrer Vergebung vergeben wir Menschen nicht etwas, was sie wirklich getan haben, sondern etwas, was sie wirklich *nicht* getan haben. Und sie haben deshalb nichts getan, weil Trennung eine Illusion ist und wir nach wie vor in Gott zuhause sind. Nichts ist geschehen, und unser Erleben hier in dieser Welt ist nur ein Traum. Ereignisse in einem Traum aber sind nicht wahr, sondern erfunden. Wenn man also jemanden für schuldig erklärt, verleiht man dem Traum Wirklichkeit und verstärkt die Schuld in jenem Geistespart, der an Trennung glaubt. Doch wir können diese ganze Schwere und Ernsthaftigkeit des Egodenksystems hinweglachen und es durch die Wahrheit ersetzen.

Lachen ist immer hilfreich, wenn es im Zuge des Loslassens von Furcht und Versessenheit und nicht auf Kosten von jemand anderem geschieht. Unsere besonderen Beziehungen stellen die machtvollsten Gelegenheiten zur Vergebung dar. Solltest du verheiratet sein, wird dich folgender

Ausspruch von Rodney Dangerfield amüsieren: »Meine Frau und ich waren zwanzig Jahre lang glücklich verheiratet. Dann trafen wir uns.«

Zu beachten ist, dass wahre Vergebung stets auf geistiger Ebene geschieht und nichts mit dem Verhalten zu tun hat. Es bedeutet also nicht, dass wir uns ständig von jemandem auf die Füße treten oder missbrauchen lassen, das einfach fortwischen und uns sagen, wir würden das hinnehmen, weil wir auf diese Weise ja Vergebung üben könnten. Das wäre nicht sonderlich liebevoll, weder für uns selbst noch die Person, die sich missbräuchlich verhält.

Wir können ein ganz normales Verhalten an den Tag legen und beispielsweise einen Missbrauch melden, wenn wir dessen Zeuge werden, zugleich in unserem Geist aber Vergebung üben, in ein tieferes Verständnis des Geschehens hineingehen und uns so von Furcht befreien. In der Welt hat alles definitiv Konsequenzen, und von uns wird nicht verlangt, passiv zu sein oder bei missbräuchlichem Verhalten, Mord, Verbrechen oder irgendeiner anderen Art von Niedertracht mitzuwirken. Wir können vergeben und uns durch die Liebe, die daraus entsteht, dazu inspirieren lassen, was auf dieser Ebene in der Welt am Liebevollsten ist.

Vor diesem allgemeinen Horizont wahrer Vergebung versus Vergebung-zum-Zerstören gehe ich nun zu den Grundschritten über, in denen man jemandem oder etwas wahrhaftig vergibt.

⚘ Die Schritte zu wahrer Vergebung

Erster Schritt: Die Ursache identifizieren

Die Ursache für unsere Verstimmung – egal, wie sie sich äußert – ist die Entscheidung unseres Geistes für die Ego-Interpretation dessen, was gerade vor unseren Augen auftaucht, und diese beruht auf der Illusion der Trennung. Eigentlich regen wir uns über etwas auf, was gar nicht da ist. Es ist nicht wahr, und wir benutzen etwas, was uns an einer bestimmten Person oder Situation missfällt, als Ausrede dafür, von Gott getrennt zu sein, und verleihen so unseren Illusionen Wirklichkeit.

> **Der entscheidende Punkt bei diesem Schritt ist, sich daran zu erinnern, dass »ich mir das selbst antue« und mir klarmache, dass meine Wahl mich nicht glücklich macht. Hast du das einmal erkannt, bist du wahrscheinlich ein wenig bereitwilliger und offener für eine andere Deutungsweise der Situation.**

Dieser erste Schritt könnte sich darin äußern, dass du dich mit einem wohlwollenden und freundlichen Lächeln dir zuwendest und sagst: »Na fein, ich habe mich mal wieder für die Dummheit des Egos entschieden.« Anders gesagt, versuche, spielerisch damit umzugehen. Erst die Ernsthaftigkeit in unserem Geist verleiht der Welt und unseren Problemen Wirklichkeit. Wer nicht an Gott glaubt, kann sich Gott als vollkommene Liebe vorstellen, denn genau das ist Gott; und das verleiht den Gedankengängen in diesem Buch ihre volle Bedeutung. Das eigentliche Problem ist unsere Furcht vor Gott, denn wir (der Egoanteil unseres abgespaltenen Geistes) dachten, Ihn angegriffen zu haben, indem wir Seine Liebe zurückwiesen und dann einen Gott nach unserem eigenen Bild erschufen; eines, das voller Rache ist und uns nun für unsere »Sünde« bestraft. Gemäß dem Kurs gibt es aber, wie gesagt, keine Sünde. Sünde ist ein selbstgemachtes Konzept und von keinerlei Relevanz für die Wirklichkeit. Wenn im Kurs von Sünde die Rede ist, ist damit Trennung oder ein Mangel an Liebe gemeint. Unbewusst glauben wir, sündhafte Wesen und schuldig zu sein, und so ist es diese Schuld, die aufgehoben werden muss.

Eine andere Herangehensweise an diesen ersten Schritt wäre, sich daran zu erinnern, dass wir träumen.[12] Wir träumen einen Traum von Trennung, was heißt, dass wir alle Figuren in unserem Traum erfunden haben und nun für uns auftreten lassen, genauso wie wir es in unseren nächtlichen Träumen tun. Wir lassen sie so für uns agieren, wie es uns gemäß unserer Interpretation ihres Zweckes beliebt. Betrachten wir sie als hassenswert, boshaft und schuldig, werden sie uns auch so erscheinen. Doch da aller Geist verbunden ist, wird genau derselbe Blick dann uns selbst gelten.

Bei diesem ersten Schritt kann man einfach daran denken, dass man sich in seinem eigenen Traum befindet und die Ursache für unsere Verstimmung nicht außerhalb von uns liegt, sondern in unserem Geist. Folglich kann ich meine geistige Einstellung dazu ändern und einen anderen Lehrer wählen, nämlich den heiligen Geist, der mich daran erinnern wird, dass ich diese Person oder Situation auch durch die Linse von Liebe und Unschuld betrachten kann.

Jesus sagt, es gebe nur zwei Ausdrucksmöglichkeiten: Entweder drückt jemand Liebe aus oder er ruft danach. Wenn jemand nach Liebe ruft, was die Gestalt boshafter Angriffe in physischer oder sprachlicher Form annehmen kann, dann wäre die angemessene Erwiderung in unserem Geist Liebe, auch wenn es auf der Körperebene klug ist, sich zu schützen und aus dem Weg zu gehen. Treffen wir in unserem Geist die Entscheidung, mit liebevollen Gedanken darauf zu reagieren, wird uns naturgemäß gezeigt werden, was wir auf der Formebene – in der Welt – tun können.

Das bedeutet also nicht, dass wir uns passiv verhalten und die Leute über uns hinwegtrampeln lassen sollen, sondern nur, dass wir uns in unserem Geist für die Liebe entschieden haben und, falls nötig, über die Fähigkeit verfügen werden, auf liebevolle statt furchtsame Weise zu reagieren. Praktizieren wir diese Art von Vergebung, heben wir die Schuld in unserem Geist auf und nähren den Frieden und die Stärke Gottes in uns.

Zweiter Schritt: Es (die Ursache) loslassen, damit es ersetzt werden kann

Als Teil einer vergebenden Haltung bedeutet dieser Schritt, dass wir sowohl die projizierten Bilder vergeben wie auch uns selbst dafür, dass wir sie träumen.[13] Wir vergeben also unsere illusorischen Wahrnehmungen, nicht die Wahrheit. Das Ego hätte gerne, dass wir glauben, dass das, was wir vergeben, tatsächlich geschehen ist, also etwas vergeben, was jemand tatsächlich gesagt oder uns angetan hat. Doch noch einmal: Laut Kurs vergeben wir Menschen etwas, was sie *nicht* getan haben, nicht etwas, *was* sie getan haben.

Und der Grund dafür, dass sie nichts getan haben und ohne Schuld sind, liegt darin, dass wir uns nicht wirklich von Gottes Liebe getrennt haben. Versuchen wir, uns an das nondualistische Wesen Gottes zu erinnern, dass wir also nicht wirklich von Seiner Liebe getrennt sein können. Das hier ist ein Traum, und Träume sind nicht wirklich. Deshalb sind wir in Wirklichkeit alle schuldlos.

> **Wenn wir diesen zweiten Schritt machen, könnte das so aussehen, dass wir zu uns selbst sagen: »Heiliger Geist, hilf mir bitte, diese Person oder Situation mit Deiner statt meiner Sichtweise zu betrachten. Ich kann stattdessen Frieden wählen.«**

Dieser Schritt erfordert Bereitschaft und gemahnt uns daran, dass wir nicht wissen, was das Beste ist, der Heilige Geist aber schon.

Auf der ihr zugehörigen Ebene erfordert die Welt gewisse Verhaltensmaßnahmen, denn so ist die Welt gemacht. Doch in unserem Geist können wir die Wahrheit erkennen. Wie jeder andere sind auch wir schuldlos und werden gleichermaßen von Gott geliebt, denn Gott hat uns alle als Eins erschaffen, und zwar so, dass wir genau wie Er sind. Wir sind Sein Ein(zig)er Sohn. Je mehr wir unseren Geist daran gewöhnen, so zu denken, desto automatischer wird sich Vergebung einstellen. Vergeben wir aber Menschen für etwas, was sie wirklich getan haben, machen wir den Irrtum wahr, und das wiederum verstärkt die Trennungsrealität in unserem Geist. Diese zerstörerische Art von Vergebung kann viele Formen annehmen und einen so austricksen, dass man jemandem oder etwas wirklich zu vergeben glaubt. Ob man etwas wahrhaftig vergeben hat, kann man daran erkennen, dass man von Furcht jeder Art völlig frei ist und sich Frieden in unserem Gewahrsein ausbreitet.

Bei diesem zweiten Vergebungsschritt wird das egobasierte Denken durch das Denksystem des Heiligen Geistes ersetzt, und das beinhaltet Ganzheit, Einssein und Schuldlosigkeit, die bereits in unserem Geist sind und sich naturgemäß als Ausdehnung der Liebe des Heiligen Geistes in unserem Geist einstellen werden. Ein Beispiel dafür, wie sich unser Denken bei diesem Schritt umwenden ließe, wäre, die Aussage »Du bist schuld und musst leiden« durch den Satz zu ersetzen: »Du bist reiner Geist. Ganz und unschuldig. Alles ist vergeben und aufgelöst.«[14]

Bei diesem Schritt geht also darum, dem Heiligen Geist absolut zu vertrauen und Seine Macht in uns zu wählen. Dem Heiligen Geist zu vertrauen bedeutet, dass Er für die gerade anliegende Korrektur im Geist zuständig ist. Vergeben heißt korrigieren. Wir sind für die ersten beiden Schritte verantwortlich, für den Rest lassen wir den Heiligen Geist sorgen. Der Heilige Geist wird unsere Vergebung entgegennehmen und sie in dem Einen Geist bereithalten, bis sie furchtlos angenommen werden kann. Das ist Seine Aufgabe.

Übe dich darin, das Bedürfnis loszulassen, ein bestimmtes Ergebnis zu erhalten. Denk daran, dass wir nicht einmal wissen, was zu unserem Besten ist, geschweige denn für jemand anderen, doch wir können den Heiligen Geist bitten, was immer geschehe, zum Besten aller dienen zu lassen.

Wenn es um Vergebung geht, ist es hilfreich, in Begriffen von Ganzheit und Einssein zu denken. Wird *einer* geheilt, werden wir *alle* geheilt. Es ist wichtig, diese Art von Vergebung tagtäglich umzusetzen und auf alles anzuwenden, was gerade vor unserer Nase auftaucht und unseren Frieden stört. Bemühe dich darum, nichts auszuschließen, nur weil es dir weniger bedeutsam erscheint. Die scheinbaren »kleinen« Störungen beeinflussen deinen Geistesfrieden genauso sehr wie die »größeren«, sie scheinen nur hartnäckiger zu sein. Übe dich darin, alles als dasselbe zu betrachten. Denn entweder bist du im Frieden oder du bist es nicht. Es gibt kein Dazwischen.

Der Kurs sagt, es gibt keine Hierarchie unter den Illusionen, was heißt, dass kein Problem größer als ein anderes ist. Um den Kurs zu zitieren: »Es gibt keine kleinen Aufregungen. Sie alle stören den Frieden meines Geistes gleichermaßen.«[15] Doch wir brauchen es nicht dabei zu belassen. Durchforsten wir unseren Geist auf alle Angriffsgedanken hin, die uns Schmerz zufügen, und erinnern uns dann daran, dass wir unsere geistige Einstellung ändern können. Ich würde gerne noch hinzufügen, dass es keine Hierarchie innerhalb der Ego- beziehungsweise Angriffsgedanken gibt. Sie sind alle gleich. Entweder sind sie liebevoll oder nicht. Dieser Gedankengang kann jenen helfen, die mit Angst zu tun haben. (Auch ich habe so manche Erfahrung mit Angst gemacht, darüber werde ich in einem anderen Kapitel sprechen.)

Wenn alle Angriffsgedanken gleich sind, dann kann ein Gedanke unmöglich stärker oder furchtsamer als ein anderer sein.

Man kann sie alle als gleich und gleichermaßen unwahr betrachten. Das erfordert Übung, denn der Geist schätzt manche Angriffsgedanken als furchterregender oder wirklicher als andere ein. Doch wir können uns selbst freundlich daran erinnern, dass das eine falsche Vorstellung ist, und uns darin üben, in die Tiefe zu gehen und nach innen zur Stärke Gottes in unserem Geist vorzudringen – dorthin, wo wir stets sicher sind.

Viele Leute berichten uns während unserer Workshops, wie schwierig es für sie sei, sich selbst zu vergeben. Sie könnten zwar anderen vergeben, hätten aber große Mühe damit, es sich selbst gegenüber zu tun. Der Schlüssel zu Selbstvergebung liegt darin, sich daran zu erinnern, dass JEDWEDE Vergebung eigentlich Selbstvergebung ist, weil es nur *einen* Geist gibt. Das Ego glaubt, sich in einem getrennten Zustand zu befinden, und versteht sich selbst als von anderen abgeschnitten. Dieser Glaube, getrennt zu sein, ist die Ursache für den Mangel an Selbstvergebung. Beim Üben von Selbstvergebung kann es helfen (das wird in der Licht-Übung in Kapitel 6 weiter ausgeführt werden), sich mit der Frage des Zweckes zu befassen und daran zu denken, dass sich unsere Bestimmung nicht in der Identifizierung mit dem Körper/der Persönlichkeit finden lässt – also nicht in Illusionen. Unsere Bestimmung liegt – jenseits von Illusionen – in unserem Einswerden mit Gott. Die meisten unter uns glauben immer noch, sie würden ihren Körpern vergeben.

> **Versuche, wenn du Selbstvergebung praktizierst, dir den *Glauben* zu vergeben, dass du ein Körper bist, und vergib dir deine illusorischen Gedanken, mit denen du**

dich an den Körper als deine Identität bindest. So könntest du sagen: »Ich vergebe mir den Glauben, ein Körper zu sein, der von Liebe getrennt sein kann. In Wirklichkeit bin ich vollkommener Geist, ganz und schuldlos.« Oder: »Ich vergebe mir, dass ich mich in Gestalt von Angst, Depression und Klage mit meinen Angriffsgedanken identifiziere. Heiliger Geist, hilf mir, mich selbst so wahrzunehmen, wie ich wirklich bin, mit Gott eins, ganz und schuldlos.«

Und dann solltest du das Ganze loslassen. Das Ego möchte uns glauben machen, wir hätten mehr zu tun, dabei ist nur dieses Erkennen vonnöten. Achte auf die Versuchung des Egos, alles zu verkomplizieren. Vergebung erfordert nur eine Geisteswandlung – eine Verschiebung des Fokus.

Die Vorteile, die uns Vergebung einbringt, sind groß. Ihr Nutzen kann sich auf unterschiedliche Weise zeigen, am allermeisten aber ist mir aufgefallen, dass Dinge in meinem Leben als Symbole meiner Entscheidung auftauchen, mit dem Heiligen Geist zu denken und eine vergebende Haltung einzunehmen. Beispielsweise entwickelte ich 2015 schlimme Allergien, von denen ich später feststellte, dass sie mit der globalen Erderwärmung und allen möglichen Allergenen, Chemikalien und Substanzen in der Umwelt zusammenhingen. Das beeinträchtigte meine Sprechstimme, ich konnte mehrere Monate lang weder sprechen noch singen und musste meine Gedanken auf kleine Zettel notieren. Es fühlte sich merkwürdig an, meine Stimme nicht benutzen zu können, auch wenn Gary scherzte: »Uns geht es doch super, wenn du keine Stimme hast.« Ein klein wenig war mir von meiner Stimme noch geblieben, doch sie war sehr rau, und das Sprechen bereitete mir erhebliche Mühe. Hinzu kam ein seltsamer Virus, der meine Nasennebenhöhlen befallen zu haben schien, sodass ich mich ständig schnäuzen und die Nase putzen musste. Es kam mir vor, als würde das ewig so weitergehen!

Das war eine der schwersten Zeiten in meinem Leben, denn ich befand mich gerade mitten in den Aufnahmen für meine neue CD und war nun gezwungen, sie auf Eis zu legen. Das war definitiv eine Vergebungsgelegenheit, und ich übte mich darin, die ganze Sache anders zu betrachten. Welche Wahl hatte ich? Für mich war sie offensichtlich. Ich musste mich fügen und anwenden, was ich im Kurs gelernt hatte: Ich konnte mich darin üben, unabhängig von den Umständen im Frieden zu sein. Meines Erachtens lag es an meinem konsequenten Üben sowie dem Versuch, alles zu geben, um meinen Frieden nicht beeinträchtigen zu lassen, dass die Symptome mein System schneller wieder verließen, als sie es getan hätten, wenn ich keine Vergebung geübt hätte. 2016 tauchten sie noch einmal auf, diesmal aber weniger schlimm, und ich konnte meine Stimme trotzdem benutzen, doch meine Nebenhöhlen brauchten mehrere Monate, um wieder frei zu werden.

Jetzt wo ich das niederlege, schreiben wir das Jahr 2017, und … so weit so gut! Alle positiven Ergebnisse in meinem Leben sind stets der Vergebung zuzuschreiben. Ich habe verstanden, dass nur das Entfernen von Schuld aus dem Geist es mir möglich macht, unabhängig von den äußeren Umständen Frieden zu erleben.

Diese ganze Sache mit der Allergie war neu für mich, denn größere Allergien hatte ich seit meiner Kindheit nicht mehr erlebt; in der hatte ich Spritzen dagegen bekommen. Hast du so etwas schon erlebt? Doch wenn man dergleichen zur Vergebung nutzt, wird es zu einer Gelegenheit, egobasierte Gedanken abzubauen, was sich, langfristig gesehen, positiv auf die Geistesebene auswirken wird, und das kann manchmal auch auf der Körperebene zu Besserungen führen.

Aus der Hartnäckigkeit, mit der ich während dieses Prozesses an der Vergebung festhielt, ergaben sich später auf der Formebene Möglichkeiten, die mir sehr dabei halfen, mich wohlzufühlen. So erschien genau zur rechten Zeit ein Buch über Kräuter und Nahrungsergänzungsmittel, oder Informationen von Freunden oder aus dem Fernsehen synchronisierten sich mit meinem Nachdenken über Heilung. Und auch in meinen Träumen tauchten Symbole mit hilfreichen Botschaften auf.

Derartige Koinzidenzen ergeben sich zunehmend, wenn Schuld aus dem Geist getilgt wird. Da du in deinem Geist nun mit der Liebe in engerem Kontakt stehst, wirst du zu Dingen hingeführt, die sich als hilfreich und liebevoll erweisen. Dabei kommen die Gedanken immer zuerst. Wenn du deine Einstellung dergestalt änderst, dass dein Geist die Liebe und den Frieden des Heiligen Geistes widerspiegeln, stellen sich ganz von alleine Ergebnisse ein. Deshalb sagt Jesus: »Du hast zuallererst nach dem HIMMELREICH gesucht, und alles andere ist dir fürwahr gegeben worden.«[16]

Wenn wir uns mit Gott verbinden und uns in Seiner Liebe verlieren, wird uns wahre Inspiration zuteil. Dann sollten wir loslassen und dranbleiben, ohne auf Ergebnisse erpicht zu sein. Entscheidend ist das sich Verbinden. Eine Übung dazu werde ich in einem späteren Kapitel erläutern (das sogenannte »Wahre Gebet«).

In einem zweiten Buch dieser Reihe werde ich diese Ausführungen über wahre Vergebung weiter vertiefen, doch für den Moment gilt, dass du große Fortschritte machen wirst, wenn du es schaffst, die oben beschriebenen Schritte auf alles anzuwenden, was dich verstimmt.

Manchmal mag es sein, dass es dem Körper nicht besser zu gehen scheint. Dann sollte man daran denken, dass das noch lange nicht bedeutet, dass man es als negativ beurteilen sollte. Hilfreicher ist die Übung, das eigene Urteil loszulassen und den Heiligen Geist zu bitten, das richtige Urteil durch einen hindurchkommen zu lassen. Sein Urteil betrachtet einen stets so, wie man in Wahrheit ist – ganz und im Einssein mit Gott schuldlos.

Wenn jede Situation als Gelegenheit zur Vergebung genutzt wird, bringt einen das auf dem spirituellen Weg voran. Und wer kann schon beurteilen, weshalb jemandes Körper bei guter Gesundheit zu sein scheint und der eines anderen nicht? Wahrscheinlich ist niemand in der Lage, angemessen beurteilen zu können, weshalb das Leben einer Person einem ganz bestimmten Drehbuch folgt. Genau das tun wir nämlich – wir folgen den Drehbüchern unseres Lebens, die in jenem Moment geschrieben wurden, in dem wir uns von Gott zu trennen schienen. Wenn man sich dem zuwendet, was uns im Traum verankert hält, ist stets der Körper der Star der ganzen Show.

Wir legen großen Wert auf den Körper und nehmen ihn als Ursache von allem und jedem wahr. Doch können wir den

Unterschied zwischen dem Wertvollen und dem wirklich Wertlosen erkennen lernen, wie es im Kurs unter »Die Entwicklung des Vertrauens« brillant ausgeführt wird. Dort sagt Jesus: »Wie kann ein Mangel an Wert wahrgenommen werden, es sei denn der Wahrnehmende ist in einer Lage, in der er die Dinge in einem anderen Licht sehen muss?«[17] Wenn wir uns also gesundheitlichen Herausforderungen zu stellen haben, sollten wir freundlich und geduldig mit uns sein. Das kann sich als eine der größten Gelegenheiten erweisen, um zu lernen, was wahrhaft von Wert ist.

Der Körper als solcher ist nicht heilig. Wenn er für die Zwecke des Heiligen Geistes genutzt wird, den Heiligen Geist durch einen wirken und seine Liebe ausdehnen lässt, dann dient er einem heiligen Zweck. Dient der Körper hingegen dem Ego, so wird er krank. Krankheit ist nicht nur eine Wirkung von Trennung ... sie *ist* Trennung. So betrachtet, sind wir auf geistiger Ebene alle krank – solange nämlich, wie wir falsch wahrnehmen. Denn noch einmal: Nur die Wahrnehmung kann krank sein.

Natürlich wird dieses Kranksein nach außen projiziert, sodass das Ego überall Krankheit erblickt außer dort, wo sie wirklich ist: im Geist. Das Ego entwickelte die Krankheit als Verteidigung gegen die Wahrheit. Es ist, als würden wir zu unserem Schöpfer sagen: »Ist schon okay, ich bin krank, habe es aber überdeckt. Nun brauchst du mich nicht mehr zu bestrafen.« Das ist wahnsinnig.* Trennung selbst ist eine wahn-

---

* *Insane*, das hier im Original verwendete Wort für *wahnsinnig*, kommt aus dem Lateinischen und bedeutet wortwörtlich *ungesund*. – Der Verlag

sinnige Idee, und niemand, der wahrhaft bei Sinnen ist, bräuchte sich zu inkarnieren. Ist das einmal klar, können wir die Regie über unseren Geist übernehmen und anerkennen, dass wir noch einmal wählen können, und zwar das, was unsere eigentliche Wirklichkeit – mit Gott – ist. Durchwandern wir unsere Träume mit dem Heiligen Geist und Gott als unserem Ziel, gehen wir mit der Stärke und Kraft. Nur das Ego ist schwach, doch wir brauchen ihm keinen Glauben zu schenken. Dieses Ego sind wir nicht. Investiere deinen Glauben in das Ewigwährende – das, was unveränderlich ist. Damit bahnst du dir einen Weg zu wahrer Gesundheit.

Zunächst werden dir diese Gedanken wahrscheinlich seltsam vorkommen, doch je mehr du sie anwendest und in dein tägliches Leben integrierst, desto mehr werden sie Teil einer vergebenden Haltung, die Angst aufhebt. Allmählich wird Geist – und der ist ewig – zu deiner Identität werden, und das verleiht dir weitaus mehr Macht, als ein Körper zu sein, der geboren zu werden scheint, eine Weile lang lebt und dann stirbt. Doch es gibt keinen Tod. Nur Leben. Genauso wie Krankheit ist nämlich auch Tod ein selbstfabriziertes Konzept und vollkommen irrig. Was du wirklich bist und stets sein wirst, ist vollkommener Geist, ganz und schuldlos. Investiere deinen Glauben hierein – und du wirst frei sein!

3

Der Zweck des Körpers

»Der *Körper kann nicht heilen, weil er sich nicht selbst krank machen kann. Er* braucht *keine Heilung. Seine Gesundheit oder Krankheit hängt völlig davon ab, wie der Geist ihn wahrnimmt, und von dem Zweck, für den der Geist ihn nutzt.*«[18]

Eines Nachts im Dezember 2016 wachte ich mit heftigen Kopfschmerzen auf, einer Art Migräne, die ein äußerst schmerzhaftes Pochen in meinem Kopf verursachte. Ich dachte, ein paar Paracetamol-Tabletten würden schon helfen, doch wusste ich, dass es eine gewisse Zeit dauern würde, bevor sie ihre Wirkung entfalten konnten, denn die Kopfschmerzen waren außerordentlich stark. Bevor ich die Tabletten einnahm, fiel mir ein, dass es gut wäre, mich zuerst an den Heiligen Geist zu wenden und um Hilfe zu bitten. Außerdem gedachte ich des Erzengels Raphael, der für Heilung zuständig ist, denn Engel symbolisieren für mich die Liebe des Heiligen Geistes.

Dann ließ ich los und ging ins Vertrauen, wobei ich mich entsann, dass ich den Körper für die Zwecke des Heiligen Geistes nutzen konnte. Das bedeutete, ihn ein Kommunikationswerkzeug sein zu lassen und der Liebe des Heiligen Geistes zu erlauben, sich meiner Person zu bedienen, um sich auszudehnen.

Zu jenem Zeitpunkt ahnte ich nicht, welche Gestalt dieses Channeln annehmen würde. Gleichwohl nahm ich auch eine Paracetamol-Tablette ein und versuchte wieder einzuschlafen. Als ich so in meinem Bett lag, kam Luna – meine wunderbare Katze, die schon häufiger Heilfähigkeiten bewiesen hatte – zu mir auf die Höhe meines schmerzenden Kopfes, schmiegte sich an meinen Hals und begann, lauthals zu schnurren. Ich fühlte mich dazu eingeladen, meine Hand auf ihren Rücken zu legen und die Schwingung ihres Schnurrens durch meinen ganzen Körper gehen zu lassen, doch wichtiger noch: Ich stellte mir vor, mit ihr, dem Klang des Schnurrens und dem Heiligen Geist Eins zu werden.

So vergingen zwei Minuten; das Paracetamol hatte ich gerade erst geschluckt, es hatte also nicht genug Zeit zu wirken. Doch nach diesen zwei Minuten erhob sich Luna und setzte sich ans Bettende, und ich stellte fest, dass mein Kopfweh völlig verschwunden war. Nicht die leiseste Spur von Schmerz war mehr da. Seit dem Moment, in dem ich um Hilfe gebeten, losgelassen und auf Führung gewartet hatte, war es nur eine Frage von wenigen Minuten gewesen. Für mich war es klar, dass Raphael, der Engel der Heilung (der zugleich ein Symbol des Heiligen Geistes ist) Luna als Channel benutzt und in diesem verblüffenden Moment des Sich-Verbindens durch sie seine Liebe zu mir hingeleitet hatte.

Ich weiß nicht, weshalb die Heilung diesmal so schnell einsetzte, denn ich hatte ähnliche Vorgehensweisen schon zuvor ausprobiert. Doch kann ich mir vorstellen, dass es daran lag, dass ich in jenem Augenblick wirklich die Kontrolle aufgegeben hatte, völlig losließ und vor allem vertraute – und währenddessen mich selbst in meinem wahren Wesen als Geist erinnerte. Außerdem wollte, so glaube ich, der Heilige Geist in meinem Geist das mächtige Potenzial verstärken, um Hilfe zu bitten, was bedeutet, dass wir nichts mehr auf eigene Faust tun. In jenem Moment hatte ich aufgehört, mein eigener Lehrer sein zu wollen, und alles komplett abgegeben, denn ich wusste, es würde mir gutgehen, was auch immer geschehen möge.

Aufzuhören, sein eigener Lehrer zu sein, und seine Anliegen dem Heiligen Geist zu übergeben, ist ein Weg, das Ego aufzuheben, denn der Glaube, das Ego wüsste es am besten, hat uns allererst in diese chaotische Welt gebracht: Wir haben auf eigene Faust gehandelt. Dabei ist zu beachten, dass kein Urteil über jenen Anteil meines Geistes fiel, der noch »Magie« – eine Tablette – verwendete. Doch wurde mir gezeigt, dass das Bauen auf Magie nicht notwendig ist. Ein positiver Aspekt ist auch, dass wir dann, wenn wir unsere Anliegen dem Heiligen Geist übergeben, das Gefühl der Trennung aufheben, denn damit erinnern wir unseren Geist daran, dass wir nicht alleine sind.

Ich habe meine Geschichte erzählt, um uns alle an unser machtvolles Potenzial zu erinnern, das darin liegt, um Hilfe zu bitten. Der Heilige Geist kann und wird dann jenen Kanal benutzen, der zur gegebenen Zeit am hilfreichsten ist, um sich einen Weg in unsere Erfahrung hinein zu bahnen. Es kann ein Gedanke sein, ein Lied, ein Bild, eine Katze oder irgendein anderes Symbol. Bitte also um Hilfe und vertrau. Lass jedes Festhalten an der äußeren Form los, auf welche Weise die Heilung stattfinden wird. Von großer Hilfe ist dabei die generelle Bereitschaft, unsere eigenen Vorstellungen loszulassen, wie etwas funktionieren sollte.

Doch die Lehre aus diesem Vorfall geht noch weiter. Denn selbst dann, wenn die Kopfschmerzen nicht verschwunden wären, hätte die Aufgabe darin bestanden, weiter zu vertrauen, dass für mich Sorge getragen wird, da wir allein Gottes Gesetzen unterstehen. Der Kurs sagt: »Es gibt nichts, was meine Heiligkeit nicht vermag.«[19] Das bedeutet, dass wir nicht unter der Wirkung der Gesetze der Welt stehen und dementsprechend gut daran täten, auch nicht dort nach Erlösung zu suchen. Jesus lehrt, dass unsere Erlösung in uns liegt. Wenn wir in unserem Geist den Lehrer der Liebe wählen, verbinden wir uns mit dem, was wir wirklich sind, und erinnern uns an Gott.

Es ist notwendig, sich die dunklen Gedanken im Geist anzuschauen, sie, ohne sie zu beurteilen, einfach zu registrieren und dann ans Licht der Wahrheit zu bringen. »Niemand kann Illusionen entrinnen, wenn er sie nicht ansieht, denn durch Nichthinsehen werden sie geschützt.«[20] Da wir unseren Illusionen Wirklichkeit verliehen haben, müssen wir sie erst ansehen, bevor wir über sie hinaus zur Wahrheit hinblicken können. Damit ist aber nicht analysieren gemeint, sondern nur anschauen, ohne zu urteilen. *Heilung bedeutet, die Blockaden gegenüber dem Gewahrsein der Präsenz der Liebe aufzulösen.* Ein

Teil dieser Arbeit besteht darin, die egobasierten Gedanken, die die Liebe am Eindringen hindern, durch rechtgesinnte Gedanken zu ersetzen. Rechtgesinnte Gedanken sind solche Gedanken, die wir mit dem Heiligen Geist denken; sie haben mit Liebe, Frieden und Schuldlosigkeit zu tun.

Der Kurs sagt auch: »Des Körpers Leiden ist eine Maske, die vom Geist emporgehalten wird, um das zu verbergen, was wirklich leidet.«[21] Anders gesagt, benutzt das Ego den Körper und seinen Schmerz als Verteidigungsmechanismus dem gegenüber, worunter wir wirklich leiden, und das ist die Schuld, die wir empfinden, weil wir der Ganzheit Trennung, dem Nutzen aller Besonderheit, dem Licht Dunkelheit und der Wahrheit Illusionen vorgezogen haben.

Im Grunde stießen wir Gottes Liebe von uns weg und sagten, sie sei nicht genug, doch löste das schreckliche Schuldgefühle in uns aus – und Schuld verlangt nach Strafe. Unsere Furcht davor projizierten wir dann auf Gott und Seine Liebe und machten Gott zu einem Rächer für unsere »Sünde«, die nie wirklich geschah. Aus der Projektion dieser Schuld entstand dann die Welt, und die wurde zu einem Versteck vor Gott, auf dass wir niemals mehr sein Antlitz würden sehen können. Nun sehen wir »Schuld« in anderen und verleihen ihren Irrtümern Wirklichkeit; diese Strategie hat sich das Ego ausgedacht, damit es für seine Trennungsgedanken und die schreckliche Schuld, die es empfindet, keine Verantwortung zu übernehmen braucht. Uns selbst in eine Welt von Raum und Zeit zu projizieren, ist eine geschickte Art und Weise, um dieses furchtbare Gefühl von »Schuld« zu vergessen, die eigentlich nur ein Fehler war.

> **Erinnern wir uns daran, dass es keine Schuld gibt, nur den Glauben an Schuld.**

Da wir daran glauben, dass die Trennung von Gott tatsächlich stattfand, ist zu Anbeginn der Zeit Verwirrung über den Zweck des Körpers entstanden, und fortan wurde der Körper für die Zwecke des Egos benutzt. Wir haben vergessen, was wir sind und woher wir kommen, aber selbst wenn wir unsere Quelle – die Liebe – vergessen haben, hat die Liebe uns noch lange nicht vergessen. Das Vergessen unserer Quelle lässt Furcht im unbewussten Geist entstehen, und diese Furcht verleitet uns dazu, mehr Wert auf das zu legen, was uns im Dunkeln festhält. Doch können wir unsere Geisteshaltung ändern und stattdessen Frieden wählen. In wahrhaftigen Frieden, der über jegliches Verständnis hinaus ist, kann Schuld nicht eindringen. »Er leugnet, dass irgendetwas, was nicht von GOTT ist, die Fähigkeit hat, dich zu berühren.«[22] Entsprechend dieser einzig angemessenen Verwendung des Leugnens gibt es auch eine angemessene Verwendung fürs Trennen – die nämlich, die das Falsche vom Richtigen trennt.

Da die meisten unter uns Körper zu sein glauben, wird von uns nicht erwartet, diese Erfahrung zu leugnen, sondern nur, dass wir diesem Körper einen anderen Zweck verleihen. Es geht generell nicht darum, unsere Erfahrung in der Welt zu leugnen, sondern es ist völlig in Ordnung, ein normales Leben zu führen und zu tun, was wir normalerweise tun. Nur können wir es jetzt mit dem Heiligen Geist als Führer tun und somit Frieden statt Furcht erfahren.

Ich hörte viele Leute sagen, sie nähmen, da der Körper ja nur eine Illusion sei, ihre Arznei nicht mehr ein oder verweigerten sonstige ärztliche Hilfe, auch wenn sich diese bis dahin als durchaus hilfreich erwiesen hatte. Und obwohl sich bei manchen unter ihnen ohne medizinische Behandlung das Leiden deutlich verschlimmerte, bestanden sie auf ihrer Weigerung. Aber beweisen zu wollen, dass man keine Medizin benötigt, weil der Körper nicht wirklich ist, verleiht dem Egodenksystem nur noch mehr Wirklichkeit im Geist und verstärkt das Schuldgefühl. Die Körpererfahrung mit dem Argument zu leugnen, die Vergebung würde das alles regeln, während man noch glaubt, ein Körper zu sein, kann enorme Konflikte hervorrufen. Wahre Vergebung versetzt unseren Geist in einen Zustand des Friedens zurück – und manchmal kann das Gesundheitsproblem dann verschwinden, manchmal aber auch nicht. Doch wenn unser Geist in Frieden ist, macht das ohnehin nichts aus. Und genau darum geht es.

Zuweilen mögen sich gewisse medizinische Maßnahmen nicht als die beste Wahl erweisen, und das bekommt man dadurch heraus, wie man sich fühlt. Es ist wichtig, darauf zu achten, was funktioniert und was nicht.

Seit meinem fünfzehnten Lebensjahr litt ich unter schrecklichen Angstattacken, die sich in meinen Zwanzigern zu beständigen Angstzuständen auswuchsen. Und das verschlimmerte sich so sehr, dass ich schließlich beschloss, es mit Arzneimitteln zu versuchen, obwohl ich eigentlich dagegen war. Damals setzte mich mein Arzt auf Ativan mit dem Wirkstoff Lorazepam. Das war eine furchtbare Erfahrung für mich! Auch wenn es die Ängstlichkeit ein wenig verringerte, erwiesen sich die Nebeneffekte als äußerst übel und lösten starke Depressionen bei mir aus. Das ist ein Fall, wo Medizin offensichtlich gegen mich arbeitete, denn das war nicht einfach nur eine leichte Schwermut. Ich wollte morgens nicht mehr aus dem Bett und war zu absolut nichts zu motivieren. Ich weinte ohne ersichtlichen Grund, fürchtete mich davor, nach draußen zu gehen und hatte das Gefühl, einem Nervenzusammenbruch nahe zu sein.

Das ging zwei Wochen so weiter, dann konnte ich nicht mehr und beschloss, das Ativan wegzulassen. Allmählich fand ich mein Gleichgewicht wieder und nahm die Tage, wie sie kamen. Damals wendete ich keine Vergebung an, denn ich machte den Kurs noch nicht. Doch stand ich das Ganze mit Vertrauen und Entschiedenheit durch und ließ mich nicht herunterziehen. Wer mich kennt, weiß, dass ich von Natur aus eine sehr positive Person bin, und das war ich schon mein ganzes Leben lang. Das hat mir, glaube ich, in schweren Zeiten gute Dienste geleistet. Zwar ist positives Unterwegssein an und für sich noch keine Erwiderung auf Leid, doch es hilft. Darüber hinaus ist es, wenn man etwas Traumatisches durchzustehen hat, sehr wichtig, Unterstützung zu haben. Von anderen umgeben zu sein, die liebe- und verständnisvoll sind und Unterstützung anbieten, kann einem da wirklich helfen. Und ich hatte solche Unterstützung.

Als ich später auf diese Erfahrung zurückblickte, wurde mir klar, dass wir alle über erstaunliche Kräfte verfügen, wenn es darum geht, finstere Zeiten zu überstehen. Was ist es, das uns da hindurchträgt? Irgendwo in unserem Geist kennen wir die Wahrheit und erinnern uns daran, dass wir so sind, wie Gott uns erschaffen hat: vollkommen, ganz und schuldlos. Im Grunde fühlen wir, dass immer für uns Sorge getragen wird. Diese Erinnerung ist in uns allen vorhanden, und sie gibt uns die Kraft, schwere Prüfungen zu bestehen, auch wenn wir nicht verstehen, woher sie kommt. Ich meinerseits hatte unermessliches Vertrauen, dass sich die Dinge regeln würden, ohne allerdings genau zu wissen, welche Schritte im Einzelnen zu unternehmen sein würden. Von diesem Punkt an hatte ich nur noch ab und zu Angstattacken, und ihre Intensität nahm ab. Heute weiß ich, wie ich diese Angst mit Vergebung regeln und meine geistige Einstellung dazu ändern kann.

Viele Menschen erleben in unterschiedlicher Form Angstzustände und Depressionen. Doch ihre eigentliche Ursache bleibt im Verborgenen, da die meisten unter uns nicht gewahr sind, was Depression und ihresgleichen wirklich verursacht. In Lektion 41 im *Arbeitsbuch* des Kurses heißt es dazu: »Depression ist eine unausweichliche Folge von Trennung. Dasselbe gilt auch für Beklommenheit, Sorge, ein tiefes Gefühl der Hilflosigkeit, Elend, Leiden und intensive Verlustangst.«[23] Der Kurs bietet einen Weg aus diesem Elend an. Wir alle haben jenes Licht in uns, das wir in Wahrheit sind. Suchen wir Zugang zu dieser Wahrheit in uns, heilt das jenen Anteil unseres Geistes, der an all diese erbärmlichen Formen von Trennung glaubt. In einem späteren Kapitel werde ich ein paar Übungen erläutern, die dieses Schuld- und Trennungsgefühl, das so viel Leid verursacht, aufheben.

Dem nondualistischen Wesen des Denksystems des Kurses zufolge ist das, was wir für das Problem unseres Leidens halten, kein »wirkliches« Problem. Und zwar deswegen nicht, weil Trennung an und für sich unmöglich ist. Daher steht im Kurs auch: »Ein Gefühl der Trennung von GOTT ist der einzige Mangel, den du wirklich zu berichtigen brauchst.«[24] Dieses tiefgreifende Gefühl von Trennung war es auch, das uns das allererste Mal Mangel empfinden ließ und dann in Tausende verschiedene Formen und Fragmente hinausprojiziert wurde, sodass es von nun an schien, als gäbe es Bedürfnis- und Schwierigkeitsgrade und eine Angelegenheit sei größer oder mühseliger als eine andere.

Das zu hören mag zunächst höchste Beklemmung auslösen, denn wir sind darauf trainiert und konditioniert, genau das Gegenteil zu glauben. Wir glauben tatsächlich, dass wir sterben, wenn wir nicht gewissen Gesetzen dieser Welt gehorchen, wohingegen der Kurs sagt, dass wir kein Körper sind und der Tod keine Wirklichkeit besitzt. Solange wir allerdings glauben, dass wir Körper sind, ist es weise, den Grundgesetzen der Welt zu folgen, sonst werden wir keine sonderlich netten Konsequenzen auf der Formebene erleben. Bevor wir nicht wahre Meister wie Jesus geworden sind, können wir ebenso wenig völlig schmerzfrei sein wie fortwährenden totalen Frieden erleben. Um eines Tages so weit zu kommen, was durchaus möglich ist, müssen wir allem anderen Frieden vorziehen, und das erfordert eine große Bereitschaft. In Wahrheit ist das bereits unsere Erfahrung, und zu dieser werden wir wieder. Aus der Erfahrung in meinen Zwanzigern habe ich gelernt, dass die Stärke Gottes in mir weitaus mächtiger ist als das mickrige kleine Ego. Wenn wir bereit dazu sind, Gott in unseren Geist einzulassen, wird es uns auf unserem Heilungsweg gut ergehen.

Während jener angsterfüllten Zeit hatte ich einen tiefen Traum. Ich lag in meinem Bett und schlummerte ein, als ich plötzlich das Gefühl hatte, »zu entschwinden«. Es war, als würde ich in mein Bett einsinken und sterben, eine Art Loslassen. Dann wurde alles, was ich sah, ganz dunkel, doch ohne mir Angst einzuflößen, einfach nur total friedvolle Schwärze. Eine männliche Stimme sagte zu mir: »Lass Gott in dein Herz hinein.« Sie war sehr tief, und ich werde sie nie vergessen.

Ich schlug meine Augen auf und empfand einen unermesslichen Frieden – so, als hätte man mich an die Hand genommen, und ich würde ganz und gar geliebt werden. Da realisierte ich, dass ich bisher nicht gut zu mir selbst, nicht sonderlich liebevoll mit mir gewesen war. Dieses Erlebnis betrachte ich als Katalysator für meine Wendung nach innen, es ermutigte mich auf meiner Suche nach der Wahrheit. Nicht allzu lange danach stieß ich auf den Kurs und erkannte, dass er mein Weg werden würde, denn alles, was mit ihm zu tun hatte, fand Widerhall in mir. Wie ich weiß, haben viele Leute ähnliche Empfindungen, wenn sie den Kurs entdecken. Etwas wie: »Endlich! Das erklärt alles und ergibt totalen Sinn! Gott kann keine Welt von Schmerz und Leid erschaffen haben!«

Zu der oben erzählten Geschichte über Angst gibt es einen Kursabschnitt, der »Kleinheit und Größe« heißt.[25] Viele von uns tun so, als wären sie ganz klein, und verbergen aus Angst, zu hell zu leuchten, ihr Licht. Auch ich war eine Expertin darin und dimmte mein Licht herunter, um anderen ein besseres Gefühl zu geben. Der Kurs aber sagt, uns herunterzuspielen entspräche nicht unserem Wert. Wir sind viel mehr wert als das und beständiges Bemühen wert. Die Größe, die wir wirklich darstellen, ist jenseits des Verstehbaren. Während wir Schicht um Schicht die Schuld abtragen, kommt dieses Licht immer mehr zum Vorschein, und wir werden immer mehr zu dem, was wir in Wahrheit sind. Das Licht ist immer da, wird aber von den dunklen Wolken der Schuld verdeckt. Und da wahre Vergebung diese Schuld aufhebt, betont der Kurs die Vergebung so sehr.

⚜ Der Zweck, den der Heilige Geist für den Körper vorgesehen hat

Kommen wir nun zum Thema Zweck zurück und werfen ein wenig Licht darauf, wie wir unsere Erfahrungen hier zugunsten aller Beteiligten verwenden können. Der Kurs lehrt uns zwei Nutzungsmöglichkeiten für den Körper, von denen aber nur eine wirklich hilfreich ist. Der Zweck, den der Heilige Geist für den Körper vorgesehen hat und der, auf diese Weise eingesetzt, immer hilfreich ist, besteht darin, ihn als Kommunikationswerkzeug zu verwenden. Kommuniziert wird dann die Liebe, der Frieden und die Schuldlosigkeit des Heiligen Geistes, sodass wir zum Kanal für Seine Liebe werden können und diese Liebe bis zu unseren Brüdern und Schwestern hin ausdehnen können.

Die meisten unter uns nutzen den Körper nicht zu diesem Zweck, weil sie hinsichtlich seiner eigentlichen Funktion in Verwirrung geraten sind. Doch der einzige wirkliche Wert des Körpers liegt darin, uns dazu zu dienen, dass wir uns mit anderen und dem Heiligen Geist geistig verbinden. Auf andere Weise hat er keinen Wert. Ich weiß, das mag ziemlich barsch klingen und sogar unangenehme Gefühle provozieren, weil wir dahingehend konditioniert sind, dem Körper Wert und Bedeutung beizumessen. Mit anderen Worten ist das für das Ego regelrecht blasphemisch! Alles in der Welt kreist um den Körper, darum, ihn gut aussehen zu lassen und sich in ihm gut zu fühlen. Wie der Kurs es so treffend formuliert, ist der Körper »der Held des Traums«.

Wenn wir den Körper für die Zwecke des Heiligen Geistes einzusetzen beginnen, werden wir aufhören, ihn dazu zu verwenden, uns selbst und andere anzugreifen. Diese Angriffe zeigen sich in Form von Verurteilung und Verdammung, die wiederum eine Projektion der Schuld im unbewussten Geist sind.

Der Heilige Geist sieht uns nur so, wie wir in Wahrheit tatsächlich sind, und deshalb können wir Ihm vertrauen, dass dann, wenn wir auf Ihn schauen, Er uns lehren wird, was wir sind, wenn wir uns mit anderen im Geist verbinden. Betrachten wir andere Körper, sehen wir nur unsere eigene Interpretation und sonst nichts. Wir geben jedem Menschen und jeder Sache immer nur jene Bedeutung, die diese Interpretation uns diktiert, und wie wir andere betrachten, genauso betrachten wir auch uns selbst.

Aus diesem Grund ist es sehr weise, seine Gedanken zu überwachen und ganz besonders auf jene zu achten, die wir uns tagtäglich über andere Menschen machen. Da unser Geist miteinander verbunden ist, sagt jede an andere ausgesandte Botschaft etwas darüber aus, was wir von uns selbst halten. Der Kurs nennt das unsere »geheimen Sünden und […] versteckten

Hassgefühle«,[26] die wir auf andere projizieren, mit denen wir aber insgeheim uns selbst anvisieren. Diese »Angriffsgedanken« befinden sich in Wirklichkeit in unserem Geist und gehören zu dem, was Depressionen verursacht. Ihren Ursprung haben sie in der Trennung. Wenn wir »Angriffsgedanken« hegen, sondern wir uns von Gottes Liebe ab und erleben uns folglich als Wesen, die Mangel leiden.

Um diesen Mangel zu korrigieren, müssen wir das Egodenksystem durch das Denksystem des Heiligen Geistes ersetzen. Wir müssen uns beim Denken mit dem Ego ertappen und vor Augen führen, was wir uns damit antun. Wir müssen erkennen, dass wir in unserem Geist ständig dasselbe alte Band abspielen und uns von ihm in seelischer Qual festhalten lassen. Ein unter Entzug leidender Geist kann sich in tausend verschiedenen Formen manifestieren, die alle von Schuld herrühren und Krankheit sowie vielerlei Arten von Unwohlsein einschließen – Unglücklichsein, Traurigkeit, Furcht, Ärger, Ängstlichkeit und Depression.

Was für ein Segen zu wissen, dass wir unabhängig davon, was mit unseren Körpern oder der Welt vor sich geht, immer noch schuldlos sind! Deshalb sollte sich auch niemand schlecht oder schuldig fühlen, wenn er krank wird. Körper weisen manchmal Krankheitssymptome auf, weil das Ego eben so aufgestellt ist.

Doch nun verfügen wir über eine andere Sichtweise auf den Körper. Wir können uns daran erinnern, dass das nicht dem entspricht, was wir wirklich sind, und dass wir angesichts der Tatsache, dass sich der Körper in unserem Geist befindet, unsere Einstellung zu ihm ändern können.

⚥ Der Zweck, den das Ego für den Körper vorgesehen hat

Da das Ego will, dass die Trennung von Gott wahr ist, damit es besonders sein kann, nutzt es den Körper zu anderen Zwecken. So gesehen ist der Körper ein Trennungssymbol und das Ego verwendet ihn dazu, sich selbst in Tausenden von Formen krank zu machen – und zwar als Verteidigung gegen die Wahrheit unseres Einsseins. Aus Sicht des Egos muss der Körper mit dergleichen angegriffen werden – es setzt uns ja mit dem Körper gleich. Wahrscheinlich ohne Absicht brachte Jackie Mason (ein amerikanischer Rabbi und Comedian) die Absicht des Egos auf die brillante Formel: »Es geht schon lange nicht mehr darum, gesund zu bleiben. Es geht darum, eine Krankheit zu finden, die einem gefällt.« Dieser Körper ist nicht unsere Wirklichkeit.

Um es noch einmal zu sagen, denn das ist ein wichtiger Punkt: Das bedeutet nicht, dass man sich schuldig fühlen sollte, wenn man krank wird. Das Drehbuch ist längst geschrieben. »Denn wir sehen die Reise nur von jenem Punkt, wo sie geendet hat, indem wir auf sie zurückblicken und uns einbilden, wir würden sie noch einmal unternehmen und im Geist Revue passieren lassen, was vergangen ist.«[27]

Das kann auch Déjà-vu-Erlebnisse erklären, denn wir lassen wortwörtlich die Drehbücher unseres Lebens im Geist noch einmal abspielen – wie eine alte Videoaufnahme. Das alles ist längst geschehen. Folgerichtig haben wir natürlich flüchtige Eindrücke oder Empfindungen, dass etwas bereits geschehen ist, denn wir haben es im Geist schon einmal gesehen. Aber nun scheint es, als würden wir das alles noch einmal erleben. Das kann uns dabei helfen, dass alles nur ein Traum und dieser Traum längst vorüber ist.

Doch zurück zu den Absichten des Egos. Der Grund dafür, dass wir andere angreifen und das für gerechtfertigt halten, liegt darin, dass wir glauben, es brächte uns etwas, was wir uns wünschen. Denken wir daran, dass wir verwirrt sind und nicht mehr wissen, was wir uns wirklich wünschen und uns wahrhaft Freude bringt. Das Ego verwechselt Qual und Vergnügen, und so etwas ist immer das Ergebnis falscher Assoziationen, aber darin besteht auch die Grundfeste des Egodenksystems: nämlich zu denken, wir wüssten, was das Beste für uns ist, und dass wir immer Recht haben. Das ist wahnsinnig und krank. Wir verfügen nur dann über eine Basis, von der aus wir beurteilen könnten, was richtig oder heilig ist, wenn wir unsere geistige Einstellung ändern und uns einem anderen Lehrer anvertrauen – einem, der alles weiß, dem Heiligen Geist.

Das Ego investiert in Krankheit, ohne dass wir uns dessen bewusst sind, denn das ist seine Art und Weise zu zeigen, dass wir nicht unverwundbar sind. Wir alle fühlen uns zuweilen verwundbar und Krankheiten ausgesetzt, niemand unter uns ist vollkommen. Doch können wir üben, uns von diesem Ego-Krankheitstrick nicht dazu herumkriegen zu lassen zu glauben, dass wir wirklich von etwas oder jemandem außerhalb von uns angegriffen oder verletzt werden. Das ist eine Entscheidung, die *wir* zu treffen haben.

Denke also stets daran, dass du jede Art von Angriff oder Krankheit für einen anderen Zweck verwenden kannst – als Gelegenheit, die Dinge in einem anderen Licht zu betrachten und dich daran zu erinnern, dass das, was du wirklich bist, weder in irgendeiner Weise verletzt noch angegriffen werden kann. Wenn du das noch nicht so ganz glauben kannst, erinnere dich daran, dass Geistestraining ein Prozess ist, mit dem eine enorme Veränderung einhergeht, und dass der entscheidende Punkt dabei ist, mit der Fähigkeit deines Geistes in Kontakt zu kommen zu entscheiden, wie du etwas interpretierst. Diese Entscheidungsfähigkeit ist die einzige uns verbleibende Freiheit, wir werden sie in einem späteren Kapitel ausführlich erörtern.

Wie ich bereits sagte, mag es Zeiten geben, in denen es als Ergebnis von Vergebung dem Körper gut zu gehen scheint, und es mag andere Zeiten geben, in denen das nicht der Fall ist. Da wir aber das Gesamtbild nicht sehen können, sind wir auch nicht in der Lage zu beurteilen, was gut für uns ist. Aus dem Kurs wissen wir, dass die Entscheidung, Urteile zu treffen, die Ursache für den Verlust von Frieden ist. Das Beste, was wir je tun können, egal, was gerade mit unserem Körper passiert, ist, das Urteilen aufzugeben und an unserer Stelle den Heiligen Geist urteilen zu lassen. Das Urteil des Heiligen Geistes ist stets dasselbe: Wir sind die schuldlosen Söhne Gottes und aus Seiner Sicht vollkommen. Sünde gibt es nicht, und unser Zuhause im Himmel haben wir nie verlassen. »Du bist in Gott zu Hause und träumst von Verbannung, bist aber vollkommen in der Lage, zur Wirklichkeit zu erwachen.«[28]

Je mehr wir als Kursschüler diese Ideen in die Praxis umsetzen, desto mehr verstärken wir sie in unserem Geist und helfen anderen dabei, dieselbe Wahl zu treffen. Gesundheit bedeutet, sich miteinander zu verbinden. Krankheit bedeutet Trennung.

Das Ziel des Kurses ist, unabhängig davon, was in der Welt oder unserem Körper vor sich geht, Frieden zu erleben. Das ist wahre Macht – die Macht, sich unter absolut allen Umständen für den Frieden zu entscheiden.

Der Weg zu Gesundheit und Wohlbefinden besteht darin, all das zu entfernen, was das Gewahrsein unseres wahren Wesens verhindert. Frei von allen Illusionen zu sein heißt, ihnen unseren Glauben zu entziehen und in das zu investieren, was vollkommen wahr ist. Wenn uns das nondualistische Wesen der Wirklichkeit klar wird und wir erkennen, dass nur Ganzheit und Einssein wahr sind, muss folglich alles, was das offensichtliche Gegenteil dazu ist, eine Illusion sein.

»Wenn du so bleibst, wie GOTT dich schuf, können Erscheinungen nicht an der Wahrheit Stelle treten, Gesundheit kann nicht Krankheit werden, noch kann der Tod Ersatz für Leben oder Angst Ersatz für Liebe sein.«[29] Doch dann geschieht Folgendes: Wir haben einen Traum von Krankheit und einen Traum von Gesundheit. Haben wir einmal akzeptiert, dass das alles nur ein Traum ist, brauchen wir nicht mehr zuzulassen, dass dieser Traum den Frieden Gottes in unserem Geist in Mitleidenschaft zieht. Weil wir das Ego in einem solchen Ausmaß zu unserer Identität gemacht haben, ist das nicht immer leicht umzusetzen.

Sind wir aber bereit, das loszulassen, und entschließen uns, die Welt, die Dinge und den Körper auf eine andere Art und Weise zu betrachten, wird sich mit der Zeit Frieden einstellen. Dafür sind Geduld, Übung und Bereitschaft nötig.

4

Zwischen Trennung und Ganzheit wählen

Die Macht der Entscheidung

»*Du wählst stets zwischen deiner Schwäche und der Stärke CHRISTI in dir. Und was du wählst, ist das, wovon du denkst, dass es wirklich sei.*«[30]

Eines Tages, Anfang des Jahres 2015, geriet ich auf dem Höhepunkt meines Allergie- beziehungsweise Virusproblems in Panik, denn ich hatte plötzlich das Gefühl, nur noch mit Mühe atmen zu können. Ich lief ins Büro, wo Gary gerade arbeitete, und erklärte ihm voller Panik, dass ich damit zu kämpfen hatte, normal zu atmen. Das fiel in dieselbe Phase, in der ich meine Stimme verloren hatte, und so fiel es mir umso schwerer, mich auszudrücken. Ich sagte Gary mit meiner krächzenden Stimme:

»Bitte ruf den Arzt und sag ihm, dass ich Schwierigkeiten beim Atmen habe!«

In diesem Moment flüsterte mir etwas ins Ohr, ich würde es schlimmer machen, als es tatsächlich wäre. Alles würde nur in meinem Geist stattfinden und wieder in Ordnung kommen, meine Gedanken seien es, die die Situation so verschlimmern würden. Doch trotz dieser Worte hielt meine Panik an. Also verhielt ich mich »normal« und ließ Gary für alle Fälle den Arzt anrufen. Der Arzt erklärte mir, dass meine Symptome Teil eines für Allergien typischen Heilungsprozesses wären. Aber das besänftigte mich nur wenig, denn in meinem Geist verlieh ich der ganzen Situation Wirklichkeit und dachte weiter über alle möglichen negativen Folgen nach.

Was wäre zum Beispiel, wenn ich bewusstlos werden würde? Was, wenn ich ins Krankenhaus gehen müsste? Was, wenn … was, wenn … was, wenn …!! Dieses »was, wenn« fütterte die Panik nur und machte das Ganze real. Also verschrieb der Arzt mir etwas, was das Atmen erleichtern und die Nebenhöhlen freimachen würde, doch ohne die leisesten Anzeichen von Besorgnis an den Tag zu legen.

Nachdem ich aufgelegt hatte, wurde mir etwas klar: Die Tatsache, dass sowohl Gary wie auch der Arzt während dieses Vorfalls so ruhig geblieben, meinem Hilfsbedürfnis aber dennoch nachgekommen waren, brachte mir in meinen Geist die Erinnerung daran zurück, dass die Trennung nicht wirklich war. Ich verließ das Zimmer, beruhigte mich wieder und erinnerte mich an meine Wahlmöglichkeit. Ich konnte mir weiterhin vorstellen, ein verletzbarer Körper zu sein, und mich mit dem Ego identifizieren oder die Stärke Christi in mir wählen und meine ganze Wachsamkeit auf Gott und Sein Reich richten. Sobald ich anfing, rechtgesinnt zu denken, ging es mir wieder besser – und ich konnte sogar darüber lachen. Ich erkannte, dass ich egal, was gerade geschah, stets die Wahl hatte, was ich sein wollte: Körper oder Geist. *Von diesem Augenblick an entschied ich mich für den Geist.*

Diese Erfahrung machte mir auch die mächtige Wirkung klar, welche die Präsenz anderer auf einen hat, die mit ihrem rechtgesinnten Geist unterwegs sind, während man selbst durch traumatische Erscheinungen hindurchgeht. Der Frieden, den sie demonstrieren, erinnert den Geist daran, dass das, was er gerade erlebt, nicht wahr ist. Es gibt keine Trennung, und das, was wir wirklich sind, kann auf keinerlei Weise verletzt werden. Das ist auf geistiger Ebene sehr hilfreich. Natürlich tut man – wie Gary und der Arzt in meinem Fall – zugleich das, was man »normalerweise« tut, und legt auf der Formebene eine hilfreiche Reaktion an den Tag. Doch wäre das wirklich ein Notfall gewesen, hätte Gary, ohne zu zögern, die Notrufnummer gewählt. Man kann sich im Traum immer noch »normal« verhalten und trotzdem im rechtgesinnten Geist bleiben, also das, was man tut, mit der Stärke Gottes statt mit der Schwäche des Egos umsetzen. Diese Erfahrung half mir wirklich, diese Ideen weiter zu verstärken, und ich war entschlossener denn je, meinen Frieden durch nichts mehr stören zu lassen.

Im Lichte des bisher Erläuterten möchte ich absolut klarmachen, dass es bei all dem grundsätzlich um den Geist geht und darum, wie man sein Leben, seinen Körper und die Welt aus einer anderen Perspektive betrachten kann, denn der Kurs bietet ein *Denk*system an, eine Anleitung zum *Geistes*training. Wendet man seine Prinzipien an, so wird das unvermeidbar dazu führen, dass man das, was vom eigenen Leben sichtbar ist, aus einer neuen Perspektive heraus betrachtet. Man hört nicht auf, für seinen Körper Sorge zu tragen, zum Arzt zu gehen oder zu tun, was man normalerweise tun würde.

Im Kurs gibt es eine Zeile, in der es heißt: »Ich brauche nichts zu tun.«[31] Diese Aussage wird oft dahingehend missverstanden, dass man in Bezug auf den Körper passiv bleiben, die Körpererfahrung leugnen, herumsitzen und warten soll, bis irgendetwas auf einen zukommt. Doch nein, dieser Ansatz wäre nicht gerade hilfreich, wenn man tatsächlich in Not gerät. Daher führt der Kurs weiter aus: »Nichts tun heißt ruhen und einen Ort in dir schaffen, an dem die Aktivität des Körpers aufhört, Aufmerksamkeit von dir zu fordern. An diesen Ort kommt der HEILIGE GEIST, und dort weilt ER.«[32] Und: »Diese ruhige Mitte, in der du nichts tust, wird bei dir bleiben und dir mitten in jedem geschäftigen Tun, in das du ausgesandt wirst, Ruhe geben. Denn von dieser Mitte aus wirst du angeleitet werden, wie du den Körper ohne Sünde nützen kannst.«[33]

Es geht darum, das Egodenksystem aufzuheben, Vergebung zu üben und in Bezug auf das Ego passiv, in Bezug auf den Heiligen Geist hingegen aktiv zu bleiben. Dieser Prozess unterstützt uns darin, dem Ego unseren Glauben zu entziehen, es sei unsere Identität, und bringt uns dazu, eher von einem Ort der Inspiration als der Angst aus zu handeln.

Man kann den Satz »Ich brauche nichts zu tun« auch als Erinnerung daran betrachten, dass wir Geist und nicht Körper sind. Der Geist befindet sich außerhalb von Raum und Zeit, und in diesem Geist, zu dem wir jederzeit Zugang besitzen, liegt die Stärke Gottes. Alles, was wir zu tun brauchen, ist also zu akzeptieren, dass Gottes Stärke bereits in uns ist und wir uns nur für sie entscheiden müssen. Wenn wir dem Heiligen Geist erlauben, uns zu führen, geht alles, was wir tun, von einem Ort der Inspiration und Liebe aus und nicht mehr einem Ort des Angriffs, der Verdammnis und des Urteils. Mit anderen Worten ist diese ruhige Mitte, von der der Kurs spricht, ein Ort in unserem Geist, zu dem wir stets zurückkehren können, wenn um uns herum Aufruhr herrscht und die chaotischen Ereignisse des Lebens uns überwältigen.

Eine hilfreiche Metapher dafür kann ein riesiger Supersturm sein, etwa ein Hurrikan, bei dem der Hurrikan die ruhige Mitte ist und nur außen um ihn herum Chaos zu herrschen scheint – mit all seinen dunklen Wolken, heulenden Winden und reißenden Wassern. *Wir* sind diese ruhige Mitte, und nichts von außen kann uns verletzen. Das, was man um diese Mitte herum sieht, stellt unsere nach außen projizierten Gedanken dar, doch die entsprechen nicht der Wirklichkeit und können sich nur dann auf uns auswirken, wenn wir ihnen dazu die Macht geben, indem wir ihnen Wirklichkeit verleihen.

Stell dir diese ruhige Mitte, das Auge des Sturms, als Licht der Wahrheit vor, das sich in dir verbirgt. Genau hier befindet sich auch deine Entscheidungsinstanz. Und von hier aus verfügst du über die Macht zu entscheiden, mit welchem Lehrer du die scheinbar um dich herumwirbelnden Wolken betrachten willst. Wir wählen ständig zwischen dem Ego, das sich für Trennung einsetzt, und dem Heiligen

Geist, der sich für Ganzheit und Einssein einsetzt. Die Wahl des Lehrers legt die Basis dafür, wie wir deuten, was außerhalb von uns in Erscheinung tritt.

Denke daran: Was du außen um dich herum siehst, ist nur eine Auswirkung deiner Gedanken, nicht deren Ursache. Die Außenwelt ist eine bildliche Darstellung deiner Innenwelt. Du siehst immer das, was du sehen willst. Und das ist deshalb so, weil dein Traum von dir ausgeht und nichts ist, was dir widerfährt. Der eine Geist träumt gerade einen Traum, und je mehr du dich selbst als diesen einen Geist vorstellst, desto leichter wirst du erkennen, wie alles zusammenpasst.

> **Doch Achtung: Das bedeutet nicht, dass du persönlich für das Verhalten anderer Menschen verantwortlich bist.**

Du bist nur verantwortlich für die Art und Weise, in der du etwas betrachtest oder interpretierst. Verhalten ist eine Auswirkung des Denkens. Zuerst haben wir einen Gedanken, daraus entwickelt sich ein Gefühl, und aus diesem heraus handeln wir dann. Wenn wir uns darin üben, zuerst mit dem Gedanken hinter all dem in Kontakt zu kommen, übernehmen wir allmählich wieder die Kontrolle über unsere Entscheidungsmacht. Und das ist dann wahre Macht, keine von dieser falschen Sorte von Macht, die einem einflüstert, aufgrund seiner Stellung in der Welt oder seines spirituellen Fortschritts sei man größer oder besser als andere.

Der Kurs warnt uns vor der Gefahr zu denken, wir wären fortgeschritten in etwas, was wir noch nicht einmal verstehen, oder könnten irgendetwas oder irgendjemanden korrekt beurteilen oder uns auch nur annähernd eine Vorstellung davon machen, wie wir unsere Angstträume in glückliche Träume verwandeln können. Hingegen werden wir immer wieder dazu ermutigt, den Heiligen Geist damit zu beauftragen. In der Tat heißt es im Kurs: »Einige deiner größten Fortschritte hast du als Misserfolge beurteilt, und einige deiner größten Rückschritte hast du als Erfolge gewertet.«[34] Ich finde, das macht einen sehr demütig.

Jesus spricht im Kurs davon, wie wichtig es ist, wie kleine Kinder zu sein. Er sagt: »Kindern ist es klar, dass sie nicht verstehen, was sie wahrnehmen, und deshalb fragen sie, was es bedeutet. Begehe nicht den Fehler, zu glauben, du verstündest, was du wahrnimmst, denn seine Bedeutung ist für dich verloren.«[35] Wir können weder wissen noch verstehen, was irgendetwas bedeutet, weil das, was wir mit unseren physischen Augen sehen, nicht wahr ist. Wir nehmen alles um uns herum falsch wahr. Es ist nur eine Projektion des Egoanteils unseres gespaltenen Geistes. Und weil letzterer dazu führt, dass unsere Wünsche im Konflikt miteinander stehen, können wir auch nicht wissen, was wir wollen oder was das Beste für uns ist. Wahrlich schuldlos zu sein bedeutet, frei von der Wahrnehmung des Egos zu sein. Das erinnert mich an das unschuldige Denken eines Kindes in einem Witz. Eine Sonntagslehrerin fragt ihre Schüler auf dem Weg zur Kirche: »Und weshalb müsst ihr in der Kirche still sein?« Worauf ein aufgewecktes kleines Mädchen antwortet: »Weil die Leute da schlafen.«

Doch was den gespaltenen Geist anbelangt, ist die gute Nachricht, dass wir, indem wir das wirkmächtige Werkzeug des Heiligen Geistes – wahre Vergebung – anwenden, zur

Heilung des gespaltenen Geistes beitragen und uns wieder ganz machen.

Eines Tages machte ich eine Kursübung aus dem Arbeitsbuch, die darin bestand, meinen Geist nach meinen Reaktionen auf verschiedene Situationen zu durchforsten, ohne dabei zwischen positiven oder negativen zu unterscheiden, denn beide waren unwahr. Ich hatte diese Übung schon einmal gemacht, doch diesmal ging sie viel tiefer (eine Erfahrung, die vielen Kursstudenten vertraut ist). Mir wurde so richtig klar, dass mein Geist voller konfliktbeladener Gedanken und Wünsche war. Ich konnte beobachten, wie ich mich in einem Moment bei einer negativen Zuschreibung aufhielt und im nächsten schon wieder mit etwas Positivem daherkam. Und das ging fünf Minuten lang immer so hin und her. Das traf wirklich ins Schwarze, es war also kein Wunder, dass das Ego so verwirrt und verwirrend ist!

Solange der Geist gespalten ist, wird er stets ein dualistischer Geist sein, bis ein jeder unter uns wirklich nur noch eine einzige Stimme zu hören gewillt ist: die Stimme des Heiligen Geistes. Jesus sagt: »Wenn du nur Liebe willst, wirst du nichts anderes sehen.«[36] Und »die Macht der Entscheidung ist die einzige dir verbleibende Freiheit als Gefangener dieser Welt«.[37] Wir müssen eine übergroße Bereitschaft an den Tag legen, um dranzubleiben und unsere Gedanken und Reaktionen auf einer soliden Grundlage unter Beobachtung zu halten. Das bedeutet Arbeit, doch meiner Meinung nach ist es jede Mühe wert, den Frieden Gottes über alles zu stellen. Viele von uns wünschen sich den Frieden Gottes, bleiben aber nicht an der Arbeit und Übung dran, die notwendig sind, um dahin zu kommen. Nur zu sagen, etwas sei eine Gelegenheit zur Vergebung, heißt noch lange nicht, dass man auch Vergebung praktiziert. Wir sind dazu aufgefordert, im Vergebungsprozess wirklich alle notwendigen Schritte zu machen und sie Tag für Tag auf Situationen, Leute und Ereignisse anzuwenden, die unseren Frieden stören.

Wenn wir uns darin üben, die Wahl für den richtigen Lehrer zu treffen, mit dem wir all das interpretieren, kann es hilfreich sein, sich an die Aussage zu erinnern, dass es – egal, was gerade geschieht – immer nur zwei Möglichkeiten sich auszudrücken gibt: Entweder drücken Menschen Liebe aus oder senden Hilferufe nach Liebe aus. Es gibt kein Dazwischen. Deshalb gibt es auch nur zwei Gefühle: Liebe und Angst, doch nur eines von beiden ist wahr.

Das Ego machte die Angst, und die Liebe wurde uns von Gott geschenkt, denn er schuf uns so, dass wir genau dasselbe sind wie Er. Wenn wir beschließen, alle Erscheinungsformen von Angst als Ruf nach Liebe zu deuten, gelingt es uns leichter, zu Mitgefühl statt Ärger zu gelangen. Beschließen wir hingegen, Angst als Angriff zu sehen, wird unsere Erfahrung auch genau das widerspiegeln. Sehen wir nur Liebe, wird unsere Erfahrung eine liebevolle sein.

Jedes Mal, wenn wir versucht sind, lieblos von Jemandem zu denken und diese Person für ihr Verhalten zu verdammen oder zu verurteilen, sollten wir uns einfach fragen: »Würde ich mich dafür verurteilen, das getan zu haben?«[38] Wenn wir eine andere Person in unserem Geist gefangen halten, was heißt, dass wir vom Trennungsgedanken herkommen und diese Person zur Ursache unseres Ärgers machen, dann machen wir uns als Teil desselben Geistes selbst zum Gefangenen. Zwar können wir nicht sehen, dass das so ist, doch es ist wahr. Wir werden es aber auf Grund dessen wissen, wie wir uns fühlen.

Und daher können Gefühle auch hilfreich sein. Wenn wir uns bewusst machen, dass Wahrnehmung immer Interpretation ist (und keine Tatsache), folgt daraus naturgemäß, dass es an unserer Interpretationsweise liegt, ob wir etwas als positiv oder negativ empfinden. Wenn wir wütend werden, entsprechen wir damit nur einer Deutung, die wir vorgenommen und dann auf jemanden oder etwas scheinbar außerhalb von uns Befindliches projiziert haben.

⚲ Gefühle

Viele Leute stellen die Frage, welche Rolle Gefühle spielen und ob sie von Bedeutung sind. Das sind sie insofern, als man an ihnen erkennen kann, welchen Lehrer man in seinem Geist gewählt hat. Fühlt man sich schlecht, ist es das Ego. Spürt man Frieden in sich, ist es der Heilige Geist. Es ist wichtig, seine Gefühle auszudrücken, doch ohne sie auf andere Leute oder sich selbst zu projizieren. Das kann man tun, indem man die Gefühle bemerkt, wenn sie hochkommen, sie also nicht leugnet, und sie dann mit dem Heiligen Geist betrachtet, was heißt, sie anschaut, ohne zu urteilen.

Wenn wir über uns oder andere urteilen, verlieren wir unseren Frieden, denn die Entscheidung zu urteilen ist die Ursache für den Verlust des Friedens. Lassen wir aber den Heiligen Geist durch uns hindurch urteilen, so wird er ein wahres Urteil fällen, was heißt, dass Er überall nur Unschuld sieht. Es ist in Ordnung, seine Gefühle anderen gegenüber auszudrücken, doch hilft es einem weit mehr, wenn man das tut, ohne jemanden anzugreifen oder bloßzustellen und somit andere für seinen Ärger verantwortlich zu machen. Es gibt einen Unterschied dazwischen, anderen mitzuteilen, was gerade in einem vorgeht, und jemand anderen bloßzustellen. Dabei kann man sogar eine Möglichkeit finden, eine Win-Win-Situation herbeizuführen, aus der alle Parteien Gewinn ziehen.

Im Kurs gibt es einen Satz, den ich sehr hilfreich für den Umgang mit Ärger gleich welcher Art finde. Er besagt: »Ich weiß nicht, was irgendetwas, dies hier eingeschlossen, bedeutet. Und daher weiß ich nicht, wie ich darauf reagieren soll. Ich will mein vergangenes Lernen nicht als das Licht benutzen, das mich jetzt führen soll.«[39] Der Egoanteil des gespaltenen Geistes erfasst alles in Begriffen der Vergangenheit, weil er in der Vergangenheit gesündigt zu haben glaubte und dieser Vorstellung dann Wirklichkeit verlieh, indem es sie außerhalb seiner selbst projizierte. Deshalb gründet alles hier in der Welt auf der Vergangenheit. Und daran haben wir uns gewöhnt. Jedes Ärgernis oder Urteil in Hinsicht auf andere Leute oder uns selbst beruht auf den vergangenheitsbezogenen Konzepten von Sünde, Schuld und Angst, die das Ego im Augenblick seiner Trennung von Gott in die Welt setzte. Das erklärt auch, weshalb wir die Gegenwart – die Repräsentation vollkommener Wahrheit – nicht wirklich wahrnehmen.

Wir identifizieren uns mit der Vergangenheit und nehmen deshalb die Wirklichkeit nicht wahr. Das Wunder im Kurs – eine Wahrnehmungsverschiebung, die beim wahrhaftigen Vergeben geschieht – befähigt uns dazu, das Wahrnehmen anderer von der Vergangenheit her loszulassen, sodass wir sehen können, was sie wirklich sind.

> Vergessen wir nicht, dass diese Welt schon vergangen ist und wir nur geistig Revue passieren lassen, was längst vorbei ist. Wir brauchen nur jene Korrektur anzunehmen, die im Geist bereits vorhanden ist, weil Gott sie dort eingesetzt hat, indem er uns Seinen Heiligen Geist schenkte – die Antwort auf die Trennung.

Je weiter wir in unserer Praxis voranschreiten, desto besser wird es uns gelingen, den Unterschied zwischen dem Ego und dem Heiligen Geist festzustellen. Und dabei kommt es darauf an, wie wichtig es uns tatsächlich ist, einen friedvollen Geist zu haben. Die meisten Leute sagen, sie würden gerne in Frieden sein, doch sie wissen in Wahrheit nicht, wie sie dorthin gelangen können. Der Kurs sagt uns wie.

Wie bereits besprochen, ist Frieden das Resultat wahrer Vergebung. Um sich tagtäglich in rechtgesinntem Denken zu üben, ist eine große Bereitwilligkeit vonnöten – doch bedarf nicht alles der Übung, wenn man gut darin werden will? Hab keine Angst, denn von dir wird nicht verlangt werden, direkt ins Licht zu treten, bevor du nicht bereit dazu bist. Aus diesem Grund führt dich der Kurs erst zu einem glücklichen Traum, der deinem Erwachen aus dem Traum vorausgeht. Dieser Schritt ist in dem Gesamtprozess notwendig.

Bevor der Geist ins Himmelsreich eingehen kann, muss er in einen Zustand des Friedens zurückgekehrt sein, sonst würde das zu furchterregend für ihn sein. Solange Schuld in unserem Geist ist, wären wir gar nicht bereit fürs Himmelsreich und würden uns dort auch nicht wohlfühlen. Eine gute Analogie wäre die Vorstellung, wir hätten gerade unsere erste Klavierstunde hinter uns und unser Lehrer würde uns ankündigen: »Gut, heute Abend spielst du Mozart in einem Konzert.« Ich denke, in solch einer Lage würde jeder ausflippen, denn ihm wäre klar, dass er dafür nicht bereit ist. Und so ähnlich wäre es, wenn wir in die Wirklichkeit, den Zustand des vollkommenen Einsseins des Himmels, geschubst werden würden, bevor wir dafür bereit sind.

Ich spreche hier vom letztgültigen Erwachen, nicht den Zwischenleben, deren Erfahrung wir offenbar jedes Mal machen, wenn wir hinübergehen, bevor wir dann eine weitere körperliche Erscheinung annehmen. Ich spreche davon, für Gott bereit zu sein, für sein vollkommenes Einssein – alles was ist und das Einzige, was wirklich ist. Und dahin gelangt man, wenn die Schuld im unbewussten Geist ganz und gar vergeben ist.

Zwischenleben sind noch keine Erfahrung vollkommenen Einsseins des Himmels, denn solange wir Bilder sehen und uns für eine individuelle Seele halten, stecken wir noch in einem Traum der Trennung fest. Zwar mag man dann mannigfaltige Bilder wahrnehmen, Naturszenen und geometrische Orte, unterschiedliche Farben und andere Wesen, die von einem getrennt zu sein scheinen, und diese Erfahrungen können durchaus schön sein, doch sagt der Kurs: »Du verbringst deine ganze Zeit mit Träumen. Deine Schlaf- und deine Wachträume haben verschiedene Formen, das ist alles. Ihr Inhalt ist derselbe.«[40]

Dazu gehören die Phasen, in denen wir wach zu sein scheinen ebenso wie die, in denen wir zu schlafen scheinen, die des Nahtoderlebens wie die zwischen den Inkarnationen, und dabei werden wir immer geführt. Doch erst, wenn wir die Welt und unser Inkarnationsbedürfnis völlig transzendiert haben, sind wir mit Gott in vollkommenem Einssein wiedervereint, und dort ist das Einssein dann unsere einzige Wirklichkeit. Während wir *hier* zu sein scheinen, kann uns zwar eine Erfahrung von Offenbarung und Einssein mit Gott zuteil werden, doch bis wir aus dem Traum erwacht sind, wird das zeitlich begrenzt sein.

Von Zeit zu Zeit haben wir alle in unserem Leben mit Problemen beziehungsweise Herausforderungen zu tun, die uns wie Störungen vorkommen, die einfach nicht aufhören oder verschwinden wollen. Wir mögen immer wieder das Gleiche vergeben, und trotzdem kehrt die gleiche Situation ein ums andere Mal zurück, und es hat den Anschein, als würde unsere Vergebung nicht funktionieren.

Lass dich dadurch nicht davon abbringen, Vergebung zu üben und auf alles anzuwenden, was auftaucht. Ruf dir dann die folgenden Kurszeilen in Erinnerung: »Prüfungen sind nur Lektionen, die du nicht gelernt hast und die dir nochmals dargeboten werden, sodass du dort, wo du vordem eine fehlerhafte Wahl getroffen hattest, jetzt eine bessere treffen und so allem Schmerz entrinnen kannst, den dir das brachte, was du vordem wähltest. In jeder Schwierigkeit, in jeder Not und jeglicher Ratlosigkeit ruft CHRISTUS dich und sagt dir sanft: ›Mein Bruder, wähle noch einmal.‹«[41]

Indem wir daran denken, dass wir im Angesicht großer Herausforderungen nicht machtlos sind, kann unser Geist seine Furcht loswerden. Wir können uns dazu entschließen, richtig wahrzunehmen – mit unserem rechtgesinnten Geist. Davon hängt unser Frieden ab. Und dazu muss uns Frieden wichtiger als alles andere sein. »Diese Worte zu sagen ist nichts. Doch diese Worte zu sagen ist alles.«[42] Wenn wir wahrhaft den Frieden Gottes wollen, werden wir es durch unser Vergeben beweisen. Denn durch die Wahl des Lehrers, auf den wir hören, beweisen wir, welche Art von Lehrer wir sind, und zwar Moment für Moment. Genau diese Wahl haben wir nämlich, wir können uns zwischen dem Körper und dem reinen Geist entscheiden – und unseren Geist zu diesem Zweck nutzen. Wenn wir mit der Entscheidungsmacht unseres Geistes in Berührung kommen, wird uns klar, dass wir niemals ein Opfer der Welt, die wir sehen, zu sein brauchen.

Jesus sagt nicht, wir sollten die Welt oder das Leben aufgeben, die wir uns hier geschaffen haben, sondern nur, dass wir glücklicher wären, wenn wir endlich aufhören würden, die Welt durch die Egolinse zu betrachten. Die Ironie dabei ist, dass wir, je weiter wir innerhalb dieser Welt spirituell voranschreiten, desto mehr eben diese Welt wie einen Traum wahrnehmen, aus dem wir erwachen wollen. Auf einem nondualistischen Weg geht es ja nicht darum, innerhalb des Traums wacher zu sein, sondern darum, aus dem Traum zu erwachen.

Wenn Jesus davon spricht, auf die Welt zu verzichten und ihr die Bedeutung zu entziehen, meint er damit, dass wir jene Bedeutung, die wir ihr gegeben haben, loslassen und den Heiligen Geist Sein Wort an ihre Stelle setzen lassen sollen. Das heißt also nicht – um einen wichtigen Punkt zu wiederholen –, dass wir all die angenehmen Dinge, die wir hier erleben können, aufzugeben haben. Es geht eher um den Entschluss, in dieser Welt mit einem anderen Ziel unterwegs zu sein, nämlich dem, wahrhaft hilfreich zu sein und alles, was wir tun, dem Zweck des Heiligen Geistes dienen zu lassen, nicht unserem eigenen.

Ich möchte ein paar Beispiele dafür anführen, wie ich mit der Macht meines Geistes umgegangen bin, zwischen dem Ego und dem Heiligen Geist zu wählen.

Als Gary und ich einander 2006 zum ersten Mal begegneten, waren wir altersmäßig zwanzig Jahre auseinander. Und da sich das ja nicht geändert hat, sind wir das wohl immer noch! Damals wie heute gab es Leute, die mich für viel jünger hielten, als ich war, obwohl ich, als ich Gary kennenlernte, ja bereits fünfunddreißig Lenze vorzuweisen hatte. Zwar war das ein Kompliment für mich, doch manche Leute warfen uns fragende Blicke zu, etwa in der Art, sind die beiden da wirklich zusammen? Was, ist die zwanzig oder wie? Und da ich mich ein wenig moderner kleidete, nicht so, wie es manche innerhalb der spirituellen Gemeinschaft erwarten, gab es tatsächlich Leute, die zu mir kamen und mir sagten, ich solle mich anziehen, wie es sich für einen spirituellen Lehrer gehöre. Das amüsierte mich, denn ich dachte mir: »Aha, wie soll sich eine spirituelle Person denn kleiden? Gibt es da einen Dresscode oder so was? Wenn dem so ist, ist das jedenfalls noch nicht zu mir durchgedrungen.«

Später entschuldigte sich der eine oder andere für sein Urteil, obwohl ich die jeweilige Person noch nicht einmal kannte, doch in meinem Geist fühlte ich mich von all dem, was diese Leute dachten, überhaupt nicht verletzt, sondern erkannte das als Gelegenheit, sie als ganz und schuldlos zu betrachten. Denn ich erinnerte mich daran, dass alle Menschen Bilder sind, die aus dem einen Geist herausprojiziert worden sind, und es ganz und gar in meiner Verantwortung lag, was über sie zu denken ich mich entschied. Das war eindeutig eine Gelegenheit, das Denksystem des Kurses anzuwenden.

Eines Tages erhielt ich eine eMail von Jemandem, den ich noch nie getroffen hatte. Diese Person schrieb: »Ich weiß, dass Sie Gary nur seines Geldes wegen geheiratet haben.« Mein erster Gedanke war: »Welches Geld denn?« Und das sorgte bei meinem Mann und mir für einen Moment der Heiterkeit (wir lachten aber nicht *über* jemanden). Die Vorstellung, nur weil man ein Bestseller-Autor ist, sei man reich, amüsiert uns oft. Wir kommen gut zurecht, aber reich sind wir nicht. Bis du diese Zeilen hier zu Gesicht bekommst, mag sich unsere Lage verändert haben und wir superreich geworden sein, aber darum geht es nicht.

Der Punkt ist der, dass diese Person ein Urteil gefällt hat, welches die Welt im Allgemeinen als Angriffsfläche betrachtet. Ich hätte die Wahl treffen können, mich verletzt zu fühlen. Doch inzwischen hatte ich genügend Übung, um mir kursgemäß in Erinnerung zu rufen, dass nichts geschehen war. Dieser Kommentar war in Wirklichkeit ein verhüllter Ruf nach Liebe. Ich betrachtete die betreffende Person als unschuldig, ganz und vollkommen und antwortete mit einer kurzen höflichen eMail, in der ich sagte: »Danke, dass Sie mir Ihre Gefühle mitteilen. Sie sollen wissen, dass, was auch immer Sie sagen oder tun mögen, nichts daran ändern wird, wie ich über Sie denke. Ich möchte nicht darauf hereinfallen zu denken, Sie seien in irgendeiner Form weniger, als was Gott zu sein Sie erschaffen hat. Sie werden stets ein Bruder für mich sein. Vielleicht begegnen wir uns eines Tages ja einmal. Danke für Ihr Schreiben.« Daraufhin antwortete er mir mit einer noch kürzeren Mail: »Ich sehe, Sie haben dieses Freundlichkeitsding drauf.« Ich schickte ihm gute Wünsche zurück und hörte nie mehr von ihm. Obwohl eine Antwort im Geist völlig in Ordnung gewesen wäre, fühlte ich mich dazu inspiriert, ihm persönlich mitzuteilen, dass seine Meinung an meiner Geisteshaltung zu ihm oder seiner Wirklichkeit als vollkommenem Geist nichts änderte, denn diese erinnerte meinen eigenen Geist daran, dass auch ich vollkommener Geist war.

Dabei ist zu beachten, dass ich genauso gut die Wahl hätte treffen können, mich beleidigt zu fühlen. Stattdessen wählte ich Frieden. Das war und ist mir nämlich wichtiger als alles andere. Wenn wir eingedenk bleiben, was wir in Wahrheit sind, nämlich das, wozu Gott uns erschaffen hat, können wir von nichts und niemandem mehr verletzt werden. Identifizieren wir uns hingegen mit unseren Egos, bleibt uns nur die Wahl, eine Auswirkung der Welt zu sein. Was wir wirklich sind, hat es keineswegs nötig, verteidigt zu werden. Angegriffen werden kann man nur auf Grund seiner eigenen Entscheidung. Natürlich kann der Körper durchaus angegriffen werden, und in dem Fall ist es auch angemessen, sich vor physischem Schaden zu bewahren. Doch gleichzeitig können wir uns in Erinnerung rufen, was ich bereits zitierte: Du bist »kein Körper, du bist die Liebe, und es spielt keine Rolle, wo die Liebe zu sein scheint. Denn da sie die Liebe ist, kann sie nicht fehlgehen«.[43]

Dieses Umschalten im Denken, bei dem man sich für Ganzheit statt Trennung entscheidet, ist ein entscheidender

Schritt auf dem Weg zu einem gesunden Geisteszustand. Erinnern wir uns daran, dass Gesundheit innerer Frieden ist. Wenn es uns geistig gutgeht, geht es uns insgesamt gut. Denn – das kann man nicht oft genug wiederholen – nur der Geist kann krank sein. Das bedeutet nicht, dass man sich nicht angemessen verhalten sollte, wenn man mit jemandem zu tun hat, der physisch krank ist, denn da ist Freundlichkeit angesagt. Anders gesagt, wird es in einem solchen Fall wenig hilfreich sein, aus dem Kurs zu zitieren oder denjenigen davon zu überzeugen versuchen, dass er eigentlich gar nicht krank sein sollte, weil Krankheit eine Abwehr gegenüber der Wahrheit darstellt. Hätte dir das geholfen, wenn du dich schlecht oder niedergeschlagen fühlst?

Jeder wird von Zeit zu Zeit in irgendeiner Form einmal krank, denn das Drehbuch steht seit dem scheinbaren Anbeginn der Zeit fest. Wir lassen es nur gerade von einer anderen Ebene aus Revue passieren. Unsere Aufgabe aber besteht darin zu entscheiden, wie wir jetzt gerade darauf schauen wollen. Fühl dich bitte nicht schuldig, wenn du krank wirst, denn das wäre nur Futter für das Ego, und genau das will es ja.

Bist du mit jemandem zusammen, der krank ist, sorge dich nicht darum, was du sagen oder tun sollst. Entscheide dich in deinem Geist für den Lehrer der Liebe und lass dann los. Sollte es irgendetwas Liebevolles zu sagen oder zu tun geben, wirst du dazu inspiriert werden. Du brauchst nur präsent zu sein mit der Person, jedwedes Bewerten ihrer Lage als gut oder schlecht sein zu lassen und sie stattdessen mit wahrhaftiger Wahrnehmung zu sehen, also mit den Augen des Heiligen Geistes, der nur ihre Ganzheit kennt. Diese Liebe mag die Form einer Umarmung annehmen oder darin bestehen, dass ihr einfach zusammen seid und euch ganz normal unterhaltet. Liebe kann sich in vielerlei Form äußern, und wenn wir uns von Liebe leiten lassen, brauchen wir uns nicht darum zu sorgen, was wir sagen oder tun sollen.

Die Entscheidung für Ganzheit statt Trennung steht in einem direkten Zusammenhang mit Heilung. Im *Lied des Gebets*, einer Ergänzung zum Kurs, sagt Jesus: »Krankheit und Trennung müssen durch Liebe und Vereinigung geheilt werden.«[44] Dieser Abschnitt erklärt, dass das, was wir Menschen zu tun scheinen, darin besteht, eine Illusion gegen eine scheinbar »schönere« einzutauschen – die Illusion »eines Traums von Krankheit gegen einen Traum von Heilung«.[45] Doch wenn wir Illusionen dazu benutzen, um Illusionen zu heilen, kommen wir nicht weit, und die Heilung wird für gewöhnlich nicht von Dauer sein. Das nennt der Kurs falsche Heilung.

Falsche Heilung kann durchaus wirksam erscheinen, und die Symptome mögen für eine Weile verschwinden. Im Kurs heißt es: »Doch die Ursache bleibt, und sie wird der Wirkungen nicht ermangeln. Die Ursache ist nach wie vor der Wunsch, zu sterben und den CHRISTUS zu überwinden.«[46] Dieser Gedanke ist uns nicht bewusst und mag uns deshalb zunächst verrückt vorkommen. Bevor man ihn wahrhaft annehmen kann, ist einige spirituelle Erfahrung und Übung erforderlich. Doch solange wir etwas nicht wirklich verstehen, klingt vieles verrückt.

So hielten wir es auch für verrückt, als die Idee aufkam, dass die Erde rund und nicht flach sei, oder jene, man könne einst auf den Mond fliegen. Das klingt so lange verrückt, bis uns eine neue Erfahrung eines Besseren belehrt. Doch die oben angeführte Aussage spiegelt die Idee wider, dass das Ego ein besonderes, individuelles Selbst sein will, etwas Größeres als die anfängliche Wirklichkeit mit Gott, bevor hier eine Welt von Raum und Zeit zu existieren schien. Diese falsche Wahrnehmung von Individualität und Besonderheit aufzuheben sind wir jetzt aufgerufen. Im gesamten Kurs geht es darum, das Ego aufzuheben, um wahren Frieden zu erlangen. Wahrer Frieden kommt von wahrem Verstehen her, und wahres Verstehen davon, das Ego durch Vergebung aufzuheben.

Wenn der Geist zu erwachen beginnt, wirst du bemerken, dass du im Allgemeinen aufgeschlossener bist und weniger urteilst. Geistige Offenheit ist eines der Charakteristika von Gottes Lehrern, wie sie im *Handbuch für Lehrer* des Kurses aufgeführt werden. Geistige Offenheit erlaubt uns, den Heiligen Geist in unseren Geist einzuladen. Erinnerst du dich an die Supersturm-Hurrikan-Analogie? Geistige Offenheit verringert die herumwirbelnden dunklen Wolken, sodass das Antlitz Christi wieder zu sehen ist. Ebenso wirst du feststellen, dass Dinge, über die du dich sonst immer aufgeregt hast, nicht mehr dieselbe Wirkung auf dich ausüben, was bedeutet, dass dein Geist friedvoller wird und du zu sehen und denken lernst, wie es der Heilige Geist tut. Es hilft, alles, was uns stört, als Gelegenheit zu betrachten, rechtgesinntes, also vorurteilsfreies Sehen zu üben. Dieses Sehen, diese Schau, hat nichts mit den Augen des Körpers zu tun, sondern eher mit unserem Denken. Und das kann buchstäblich die Qualität der Erfahrung verändern, die wir in jedwedem Moment haben können. »Ein ruhiger Geist ist keine kleine Gabe.«[47]

Es bringt uns auch weiter, damit anzufangen, uns innerlich infrage zu stellen und dabei ein wenig tiefer in das Wesen der Dinge vorzudringen. In einer weiteren Kursergänzung mit dem Titel *Psychotherapie: Zweck, Prozess und Praxis* sagt Jesus: »Heilung beginnt, wenn ein Patient beginnt, das Klagelied zu hören, das er singt, und seine Gültigkeit infrage stellt. Solange er es nicht hört, kann er nicht verstehen, dass er es ist, der es sich selber vorsingt. Es zu hören ist der erste Schritt zur Gesundung. Es infrage zu stellen, muss er dann beschließen.«[48]

Auch hier geht es wieder darum, dass jeder von uns die Wahl hat. Doch normalerweise hat jeder schon Erlebnisse gehabt, bei denen er/sie irgendwie erkannte, dass es einen besseren Weg geben muss. Das geschieht zumeist dann, wenn man sich endlich ergibt und seine eigenmächtige Art des Handelns aufgibt, weil er/sie erkennt, dass man mit seinem Denken falsch lag, und wenn man bereit ist, sich infrage zu stellen und in der Tiefe nach jenem Weg Ausschau zu halten, auf dem die Antwort zu einem gelangen kann.

Wenn wir, was Krankheit und die Suche nach einem Weg der Heilung anbelangt, allein an die folgende Aussage glauben würden, würde sich der Weg zum Erwachen über jedes Verständnis hinaus beschleunigen und uns gesund und im Licht der Freude erhalten:

⟩ **»Nur Vergebung heilt Nichtvergebung, und nur Nichtvergebung kann Krankheit irgendeiner Art überhaupt entstehen lassen.«**[49]

5

Machtvolle Wege im Umgang mit Schmerz

»Wenn Gott wirklich ist, dann gibt es keinen Schmerz. Wenn der Schmerz wirklich ist, gibt es keinen Gott.«[50]

Eines Morgens im Januar 2017 wachte ich mit einem sehr symbolträchtigen Traum auf. Darin sprang ein Mann auf einem Trampolin, wobei das Bemerkenswerte daran war, dass er von Mal zu Mal höher zu springen versuchte, ohne je innezuhalten. Sein Durchhaltevermögen war beeindruckend, denn nichts brachte ihn von seiner fixen Idee ab, dass er bei jedem Sprung ein wenig höher gelangen konnte, noch ein bisschen und noch ein Stück, und durch nichts ließ er sich wieder auf den Boden zurückholen. Ich war nur eine Beobachterin in diesem Traum und nahm seine Ausdauer zur Kenntnis.

Als ich aufwachte, fühlte auch ich mich zu dem Entschluss inspiriert, niemals von dem Bemühen abzulassen, das Höchstmögliche meiner selbst zu erreichen und Vertrauen in den Prozess zu haben, dass mich Ausdauer zu neuen Gipfeln, neuen Verständnismöglichkeiten und größerem Gewahrsein führen würde, das dem endgültigen Erwachen vorausgeht. Aufgeben kam also absolut nicht in Frage, zwar würden Hindernisse auf dem Weg auftauchen, doch brauchte ich nicht zuzulassen, dass sie mich stoppten. Spring auch du immer weiter und leg dabei die Messlatte stets ein wenig höher, ohne je dein Ziel aus den Augen zu lassen.

Dabei müssen wir weder wissen noch uns vorstellen können, wie jeder einzelne Schritt auf dem Weg dorthin aussieht. Es geht nicht darum, perfekt zu sein, sondern lediglich, sich auf dieses Ziel zu konzentrieren, und das besteht in wahrhaftem Frieden und Verstehen, wirklichem Sehen. Wenn wir das alles und nur das wollen, manifestiert sich unsere Entscheidung hier und da in symbolischer Gestalt, genauso wie dann, wenn wir beschlossen haben, dass es uns gutgeht, das eine oder andere in unserem Erleben auftauchen kann, was unsere Entscheidung widerspiegelt. Doch zuerst kommt immer die Wahl in unserem Geist, der Rest sorgt für sich selbst. Es ist wichtig, diesem Prozess Vertrauen zu schenken, ohne sich an ein besonderes Ergebnis zu klammern.

⚓ *Schmerz ist ein geistiger Vorgang, kein physischer*

Zusammen mit dem Vergeben ist es genau diese geistige Haltung, die uns helfen wird, mit Schmerz umzugehen, und zwar egal, in welcher Form er auftritt. Bekommen wir es also mit Schmerz zu tun, sollten wir versuchen, uns in Erinnerung zu rufen, dass jeder Schmerz ein geistiger Vorgang ist und kein physischer. Wenn man starke körperliche Schmerzen hat, ist es nicht einfach, daran zu denken. Bleibt man aber eine Weile an dieser Idee dran, bekommt man schneller eine gewisse Kontrolle über seine Gefühle zurück. Ist Schmerz ein geistiger, kein physischer Prozess, so kann man – wie wir es in Kapitel 4 besprochen haben – die Macht seines Geistes dahingehend mobilisieren zu entscheiden, wie man ihn wahrnehmen möchte.

Was die Ebenen angeht, geraten viele Kursschüler an diesem Punkt in Verwirrung: Die Vorstellung, dass Körper und Welt Illusionen sind, bedeutet nicht, dass wir den Körper vernachlässigen sollen. Wenn wir starke Schmerzen haben, kann es sehr liebevoll sein, Arznei einzunehmen oder zu tun, was man normalerweise tut, um diese zu lindern. Wir können in unserem Geist die Wahrheit kennen und umsetzen und gleichzeitig tun, wozu wir uns gerade angeleitet fühlen, ohne uns dafür schuldig zu fühlen.

Ein weiterer hilfreicher Gedanke ist, dass Schmerz nicht mit Leid gleichzusetzen ist. Anders ausgedrückt kann man zwar auf physischer Ebene Schmerz empfinden, doch ob man darunter leidet oder nicht, ist eine Frage der Entscheidung. Unsere Wahl muss nicht aufs Leiden fallen. Und das gibt uns unsere Macht zurück und verstärkt die Einsicht, dass wir hinsichtlich unseres Körpers nicht machtlos sind. Damit geht die Einstellung einher, dass der Körper *per se* über keinerlei Macht verfügt, weil er eine Auswirkung und keine Ursache ist. Liegt die Ursache von Schmerz beziehungsweise Leid aber in unserem Geist, können wir unseren Geist wie einen Muskel trainieren, indem wir uns darin üben, den jeweils empfundenen Schmerz aus unterschiedlichen Blickwinkeln zu betrachten. Für den Anfang kann eine Übung in wahrer Vergebung gute Dienste leisten, beispielsweise mit den Zeilen: »Der schuldlose Geist kann nicht leiden.«[51] Oder: »Ich bin, wie GOTT mich schuf, SEIN SOHN kann nicht leiden. Und ich **bin** SEIN SOHN.«[52]

Damit ist nicht gemeint, dass wir uns nicht normal verhalten und tun sollten, was dem Schmerz Abhilfe schaffen könnte. Ebenso wenig sollten wir ärztliche Empfehlungen verwerfen, es sei denn, sie fühlen sich wirklich nicht richtig an. Die meisten unter uns benötigen das, was der Kurs »magisch« nennt, weil unser Geist noch am Glauben festhält, dass wir Körper sind, und Körper zu ihrer Heilung eben auf solche »Außenagenten« angewiesen sind. Um dem Geist zu helfen, ohne Furcht gesund zu werden, kann manchmal auch ein Ansatz helfen, der beides miteinander verbindet. Du kannst also deine geistige Arbeit verrichten und gleichzeitig zu Arzneimitteln greifen. Dabei kann es von großer Hilfe sein, wenn du dich in dem Gedanken übst, dass selbst dann, wenn du Medizin einnimmst, nicht der Körper die Ursache der Heilung ist, denn damit rufst du dir die Wahrheit in Erinnerung zurück. Solltest du intuitiv spüren, dass du keine medizinische Behandlung brauchst, und sich das nach echter Inspiration anfühlen, dann kannst du dem, denke ich, vertrauen. Dein Allgemeinbefinden wird dir außerdem sagen, was richtig für dich ist. Es gibt nicht den einen richtigen Weg im Umgang mit körperlichem Schmerz. Es ist immer empfehlenswert, mit seinen Gedanken zu arbeiten und sich in Vergebung zu üben, und wenn das ausreicht, ist das großartig. Doch wenn du dich zu einer Kombination aus beidem hingezogen fühlst, ist das genauso in Ordnung. Wichtig ist nur, wie du darüber jeweils denkst.

Dieses Kapitel legt den Hauptakzent absichtlich auf Hilfsmittel, die auf der physischen Ebene angesiedelt sind, denn auf dieser glauben wir uns ja zu befinden. Und im Kurs geht es nicht darum, unser Erleben als Körper zu leugnen, sondern darum, uns unabhängig davon, was mit dem Körper gerade los ist, darin zu unterstützen, die aktuelle Lebenserfahrung in Frieden und Gleichmut zu durchlaufen – dessen eingedenk, dass der Körper immer nur auf die Gedanken im Geist antwortet.

Mit Erstaunen nahm ich zum ersten Mal die folgenden Worte Jesu zur Kenntnis: »Es ist der Körper, der außerhalb von uns ist und uns nichts angeht.«[53] Das zeigt, wie wenig er daran glaubte, dass der Körper irgendetwas tut. Dieser Kommentar war eine solche Inspiration für mich! Sprich ihn dir mehrmals vor und lass ihn auf dich wirken. Er stellt die Behauptung auf, dass der Körper an und für sich nichts ist und ebenso wenig etwas tut, weil er nicht wirklich, sondern nur eine Projektion des Geistes ist. Deshalb sagt Jesus auch: »In keinem einzigen Augenblick existiert der Körper überhaupt.«[54] Zunächst mag das schwer zu glauben und ziemlich verstörend sein, weil unsere Erfahrungen hier in der Welt uns etwas völlig anderes vermitteln. Wir können sehen, hören, tasten, riechen und schmecken, die berühmten fünf Sinne. Und das Ego definiert sich über diese fünf Sinne, als sei das alles, was wir sind. Tatsächlich aber sind wir nicht auf diese fünf Sinne begrenzt, sondern weitaus größer und jenseits derselben angesiedelt – unbegrenzte Wesen mit sehr viel Potenzial.

Diese Aussagen über die Nichtexistenz des Körpers negieren alles, was wir bisher zu verstehen glaubten, und erscheinen uns zunächst natürlich bedrohlich. Zwar wissen wir irgendwo in unserem Geist, dass es stimmt, dass das, was wir sehen und erleben, nicht wirklich vorhanden ist, doch das erschreckt uns. Genau diese Idee aber, dass der Körper nicht definiert, was wir sind, sondern nur ein Bild ist, kann sich gerade im Umgang mit Schmerz als wahrhaft hilfreich erweisen.

Alle Formen von Schmerz und Krankheit, ob eine Erkältung oder Krebs, stammen aus der unbewussten Schuld im Geist, und diese hat ihren Ursprung im Egoanteil des gespaltenen Geistes. Dieser wiederum ersann ein Drehbuch mit verschiedenartigen Krankheiten, das vom scheinbaren Beginn der Zeit an festgelegt ist. Ertappst du dich dabei, wie du in deinem Geist gerade ein schmerzvolles Kapitel deines Drehbuchs Revue passieren lässt, versuche, statt dich dafür zu verurteilen, freundlich und geduldig mit dir selbst zu sein und an der Vergebung dranzubleiben, indem du den Schritten folgst, die in Kapitel 2 vorgestellt wurden.

> **Vergebung führt zu Frieden und stufenweisem Abbau des Egos, dem Erfinder des Schmerzes.**

Jetzt kannst du das Drehbuch, das du gerade erlebst, mit dem Heiligen Geist als Lehrer durchgehen.

Bei all dem auch das Lachen nicht zu vergessen, trägt wesentlich zur Leichtigkeit unseres Geistes bei. Deshalb folgt hier ein Scherz (einer, der zu uns Hollywood-Leuten passt); ich hoffe, er versorgt dich nicht gleichzeitig mit einer Vergebungsgelegenheit, wie manche meiner Witze es in der Vergangenheit getan haben ...

Der Witz geht so: Eine Frau mittleren Alters erleidet einen Herzanfall und wird ins Krankenhaus gebracht. Auf dem Operationstisch macht sie eine Nahtoderfahrung. Als sie Gott zu Gesicht bekommt, fragt sie: »Ist es denn schon an meiner Zeit?« Und Gott antwortet: »Nein, du hast noch vierzig Jahre, zwei Monate und acht Tage zu leben.« Als sie genesen ist, beschließt sie, gleich im Krankenhaus zu bleiben, und lässt sich das Gesicht liften, Fett absaugen und eine Bauchstraffung durchführen. Ja, sie bestellt sogar jemanden, um ihr die Haare färben zu lassen. Da sie nun noch so viel mehr Zeit zu leben hat, denkt sie nämlich bei sich, sie könne das Beste daraus machen. Schließlich wird sie nach ihrer letzten Operation aus dem Krankenhaus entlassen. Als sie auf dem Nachhauseweg die Straße überquert, wird sie von einem Auto angefahren und stirbt auf der Stelle. Im Angesicht Gottes angekommen, fragt sie: »Du hast mir doch gesagt, ich hätte noch vierzig Jahre vor mir, weshalb hast du mich nicht vor dem Auto gerettet?« Da antwortet Gott: »Ich habe dich nicht wiedererkannt.«

Wir leben in einer Welt, in der die Vorstellung ermutigt wird, einen perfekten Körper zu haben, und wenn unser Körper gesund ist, ist das für manche Leute gleichbedeutend damit, spirituell auf dem rechten Weg zu sein. Doch um einen perfekten Körper geht es nicht, sondern einzig und allein um unsere Reaktion auf ihn. Die Welt und der Körper verändern sich ständig, und wie alles Unbeständige und nicht auf der Wirklichkeit Beruhende zerfallen Körper irgendwann einmal. Wir können aber lernen, mit dem unveränderlichen, permanenten Frieden in unserem Geist in Kontakt zu kommen, der ewig dableibt.

In Zeiten, in denen du mit körperlichen Problemen zu kämpfen hast, tu einfach, was du kannst und was normalerweise in solchen Fällen angesagt ist.

> **Nimm dir einen Tag und einen Gedanken nach dem anderen vor.**

Versuche, dein Gedankenkarussell zu beobachten und dich nicht durch ängstliche Gedanken außer Kontrolle bringen zu lassen. Dabei kann es eine Hilfe sein, dich an die Wahrheit zu erinnern und dir immer wieder zu sagen, dass du kein Körper bist, sondern vollkommener, ganzer und unschuldiger Geist. Alles, was Gott erschafft, ist genauso wie Er selbst, und darum hat er uns als vollkommene Wesen erschaffen.

Um uns unserer Unschuld und Vollkommenheit, in der Gott uns erschuf, bewusst zu werden, müssen wir verstehen, wie das Ego funktioniert, sodass wir uns gegen es entscheiden können. Das ist einer der machtvollsten Wege, um mit Schmerz umzugehen. Das Problem besteht darin, dass das Ego Schmerz liebt, weil Schmerz einer der Wege ist, auf dem das Ego beweisen kann, dass es getrennt von Gott existiert. Wenn Schmerz anwesend ist, ist Gott inexistent. Natürlich ist uns dieser Prozess nicht bewusst, denn er wird durch die verborgene Schuld in unserem Geist in Gang gebracht, die sich einstellt, weil wir beschlossen haben, von Ihm getrennt zu sein. Schmerz erlaubt dem Ego, die Ursache außerhalb von uns anzusiedeln und uns damit machtlos zu machen. Da sich die meisten von uns mit dem Ego identifizieren, glauben wir, Leid verdient zu haben, um uns so selbst zu bestrafen, damit Gott es nicht tut. Diese Vorstellung ist allerdings absurd, denn Gott ist vollkommene Liebe und weiß nichts davon, dass Er irgendetwas anderes als Er Selbst sein könnte. Denn Liebe ist einfach sie selbst.

> **Was uns eigentlich schmerzt, ist, dass wir mit dem Ego über Schmerz nachdenken.**

Man könnte Schmerz in seinem Körper auch mit der Haltung empfinden: »Was hat der Körper mit mir zu tun?« Und während man in seinem Geist an diesem Gedanken dranbleibt, kann man gleichzeitig alles Mögliche tun, was einem selbst und seinem Körper guttut.

Das widerspricht nicht dem Gedanken, dass wir nicht unser Körper sind. Es geht darum, eine gesunde Haltung und Sichtweise zu entwickeln, während man weiterhin ein normales Leben führt. Wenn wir schon eine Wahl haben, weshalb treffen wir dann nicht die, unserer Ganzheit eingedenk zu bleiben – unabhängig davon, was gerade mit unserem Körper los ist? Das kann uns wahrhaft befreien.

Schmerz ist einfach nur eine der möglichen Formen, die Illusionen annehmen, also keineswegs etwas Besonderes. Wenn der Kurs sagt, es gebe keine Hierarchie innerhalb der Illusionen, dann meint er damit, dass keine Illusion schwerer oder größer, wichtiger oder außergewöhnlicher ist als eine andere, weil dieser ganze Traum, den wir die Welt nennen, eine umfassende Illusion ist. Das einzige, was wirklich wichtig ist, ist, mit welchem Lehrer wir unser Leben betrachten – mit dem Ego oder dem Heiligen Geist.

Wenn es dich zuweilen ermüdet und dir einfach zu viel wird, dich um deinen Körper zu kümmern, versuche, das nicht allzu ernst zu nehmen. Damit will ich nicht sagen, dass du deinen Körper vernachlässigen und ihm die nötige Hilfe verwehren solltest, ich meine lediglich die geistige Haltung, die du dabei hast. Das nicht ernst zu nehmen, mag für das Ego blasphemisch klingen, doch hör nicht auf das Ego. Das Ego weiß gar nichts. Das Ego beziehungsweise die Welt der Wahrnehmung ist kein Wissen. Bemüh dich darum, Schmerz nicht zu einem Hindernis auf dem Weg zu größerem Verständnis und Frieden werden zu lassen. Schuld und Krankheit sind ein und dasselbe, und um uns davon zu befreien, »muss«, wie der Kurs sagt, »die Belanglosigkeit des Körpers eine annehmbare Idee sein«.[55] Da wir uns daran gewöhnt haben, genau das Gegenteil zu glauben, nämlich dass der Körper heilig, besonders und wichtig ist, erfordert das tägliche Übung.

> **Heilendes Denken zu praktizieren, wenn man gerade von Schmerz überwältigt ist, kann so aussehen, dass man einen Satz, der für einen Unschuld signalisiert, innerlich oft wiederholt. Zum Beispiel: »Ich brauche diesen Schmerz nicht.« »Lass mich an den wahren Zweck des Körpers denken.« Oder einfach nur: »Heiliger Geist, hilf mir, an die Wahrheit zu denken, dass ich schuldlos, ganz und vollkommen bin.«**

Wir glauben, unser Leben hier in dieser Welt sei real, doch in Wahrheit stirbt man im realen Leben nicht, und wird auch nicht immer wieder neu geboren. Auch wenn wir diese Erfahrung offenbar machen müssen, ist und bleibt sie Teil der Illusion. Wirkliches Leben verändert und verwandelt sich nicht, weil es ewig ist. Wirkliches Leben ist mit Gott im Himmel. Der Himmel ist ein Gewahrsein vollkommenen Einsseins. Demnach ist wirkliches Leben vollkommenes Einssein mit Gott.

Es scheint offensichtlich viel leichter zu sein, so zu denken, wenn man überhaupt keinen Schmerz empfindet. Wenn man nämlich gerade von Dunkelheit umgeben ist, ist es eine Herausforderung, Licht wahrzunehmen. Doch gerade in solchen Zeiten kann man Vertrauen in den Prozess entwickeln, dass dann, wenn man sich dem Heiligen Geist überliefert, ganz und gar Sorge für einen getragen wird. Und darauf kann man vertrauen. Liefe in unserem Leben alles immer absolut perfekt, stünden wir niemals Herausforderungen gegenüber und alles wäre vollkommen vergeben, dann befänden wir uns tatsächlich in dem, was der Kurs die wirkliche Welt nennt, in der ständig wahrer Friede erfahren wird.

Das ist möglich und wird auch eintreffen, doch sind die meisten Menschen noch nicht bereit dafür, und darum stellen derartige Hindernisse einen wahren Segen dar, denn sie bringen uns dazu, nach innen zu schauen und dort statt im Außen nach Antworten zu suchen. Damit kann der egoorientierte Zweck körperlichen Schmerzes dahingehend verschoben werden, dass er dem Heiligen Geist dient. In Kapitel 6 werde ich geistige Prozesse vorstellen, die dich in dieser Verschiebung von Schmerz (einem Trennungssymbol) zu Freude unterstützen können, die unser wahres Wesen als Geist repräsentiert.

Eine weitere Möglichkeit, Schmerz zu betrachten, besteht darin, sich Lebenserfahrungen in Erinnerung zu rufen, die schwieriger oder schmerzhafter waren als die aktuelle Situation. Und die hast du doch bewältigt, oder? Wenn du diese Seiten in diesem Buch jetzt gerade liest, heißt das, dass du solche harten Zeiten hinter dich gebracht und es soweit geschafft hast, dass du das hier jetzt lesen kannst. Manchmal sagst du dir gewiss: »Wie habe ich das nur hingekriegt?« Genau das sagte ich mir nach der Angsterfahrung in meinen Zwanzigern. Ein gewisser Bereich in unserem Geist bleibt im Kontakt mit dem Heiligen Geist, dem Christus-Geist, der weiß, wer wir in unserer Ganzheit wirklich sind, und dieser Kontakt verhilft uns zu der Stärke, die wir brauchen, um so etwas durchzustehen. Tatsächlich ist er das einzige, worauf wir wahrhaft zählen können, denn er wird uns stets mit Trost versorgen, wenn wir diesen brauchen.

Gott lässt uns nicht ohne Trost zurück, deshalb wurde uns der Heilige Geist – auch der Tröster genannt – als Stimme für Gott gegeben, die im rechtgesinnten Anteil unseres Geistes ihren Sitz hat.

> **Wenn wir den Heiligen Geist wählen, erinnern wir uns an Gott.**

Er ist nämlich die bleibende Kommunikationsverbindung zwischen Gott und Seinen getrennten Söhnen. In dem Augenblick, in dem wir uns für den Heiligen Geist als unseren Lehrer entscheiden, erfahren wir den Heiligen Augenblick, und in diesem wird uns in der Tat Trost widerfahren.

Ich möchte hier ein paar Verse aus einem der Songs meiner CD *Awakening to Love* anführen, in dem es um den Heiligen Geist als den Großen Tröster geht; er heißt *The Comforter* – »der Tröster«. Lass bitte die Worte tief in deinen Geist sinken und denke daran, dass Er stets bei dir ist:

Der Tröster

Jenseits des Mondes, jenseits der Sterne
Und über die Schönheit eures liebenden Herzens hinaus
Werde ich stets mit euch
Und die Schau eurer Augen sein

Wenn der ruhige Herbstregen kommt
Wasche ich eure leidigen Tage hinweg
Und wenn die Morgensonne erscheint
Trocknet meine Wärme eure Tränen

Fühlst du dich still im Traum allein
Rufe ich sanft dich heim
Erwachst du am Ende des Tages
Wartet meine Hand, dass du sie nimmst

An diesen stillen Ort im Geist können wir jedes Mal zurückkehren, wenn wir uns dazu entschließen. Er wird stets da sein, ob wir uns dessen bewusst sind oder nicht. Er ist etwas Dauerhaftes, auf das wir zählen können, ganz und gar authentisch und ganz und gar liebevoll. Also können wir uns geistig antrainieren, uns inmitten größter Pein, ob psychologischer oder physischer, immer wieder auf den ersten Vergebungsschritt zu besinnen, in dem wir die Ursache identifizieren: dass wir träumen, einen ungeheilten Geist zu haben, der die Gestalt eines kranken Körpers oder geistiger Krankheit annimmt.

Vielleicht präsentiert sich die Lektion in physischer Form, um uns daran zu erinnern, jedwede Investition ins Kranksein aufzugeben. Möglicherweise nehmen wir uns nicht als jemanden wahr, der in Krankheit investiert, doch wenn wir unseren Geist sorgfältig durchforsten, werden wir feststellen, dass die meisten unserer Gedanken um Krankheit beziehungsweise Gesundheit kreisen und diese Gedanken in der Regel etwas mit Angst zu tun haben. Und das bedeutet, dass wir in Angst investieren. Nun müssen wir unsere Aufmerksamkeit sanft nach innen lenken und damit beginnen, aktiv andere Gedanken zu wählen, sodass unsere Gedanken anstelle von Angst die Liebe in unserem Geist widerspiegeln.

> **Wir verbringen so viel Zeit in unserer Außerwelt, dass es weise wäre, unserer Innenwelt mehr Zeit zuzuwenden.**

Nachdem ich viel über die geistige Ebene gesprochen habe, möchte ich nun ein paar praktische Möglichkeiten auf der physischen Ebene vorschlagen, die zu deinem Wohlbefinden beitragen können. Solltest du zu den vielen Menschen gehören, die Wert auf präventive Gesundheitsvorsorge legen, so kannst du unter den folgenden Anregungen ein paar hilfreiche

Ideen finden, wie du generell ein gewisses Wohlbefinden aufrechterhalten kannst. Bist du auf der Suche nach wirkungsvollen Wegen, um auf geistiger Ebene mit Schmerz umzugehen, empfehle ich dir die Übungen in Kapitel 6. Doch da wir Körper zu sein glauben, können uns, wie bereits gesagt, bestimmte Dinge helfen, das Ego zu entspannen und sein lautes Geschrei auf physischer Ebene zur Ruhe bringen.

♀ 1. Massage

Massage ist eine wundervolle Möglichkeit, das Ego herunterzubringen, denn natürlich verschwinden Spannungen und Stress, wenn sich unsere Muskeln entspannen. Wenn du in bestimmten Bereichen deines Körpers Schmerzen hast, ist es empfehlenswert, möglichst jene Zonen massieren zu lassen, an denen diese Schmerzen nicht spürbar sind. Solche Zonen könnten beispielsweise die Füße, die Hände, der Kopf, das Herz, der Unterleib und die Ohren sein, die als Körperteile oft vernachlässigt werden. Zahlreiche Nerven sind mit unterschiedlichen Körperorganen verbunden, und wenn diese Zonen – besonders die Füße, der Kopf und die Ohren – massiert werden, spürst du, wie der gesamte Körper von einer Art Wärme und Wohligkeit durchströmt wird.

Ich versuche, mich mindestens einmal im Monat massieren zu lassen, da ich weiß, wie gut mir das tut. Ein vorteilhafter Aspekt von Massage ist auch, dass man dann, wenn die Abwehrmechanismen heruntergefahren sind, aufnahmefähiger und offener für die Führung des Heiligen Geistes ist.

⚘ 2. Zeit in der Natur verbringen

Was man auch tun kann, wenn man Trost braucht, und was obendrein nichts kostet und sich leicht umsetzen lässt, ist, mehr Zeit in der Natur zu verbringen, ganz besonders dann, wenn man Gelegenheit hat, die Luft in einer dicht bewaldeten oder bergigen Gegend einzuatmen. Lass die Klänge in der Natur zu einem Teil von dir werden, bis du mit ihnen eins wirst. Spür den Schwingungen der Naturklänge in deinem Körper nach, bis du das Gefühl hast, als ein großes Ganzes zu schwingen. Lass dir in dieser Umgebung Zeit, bis du dich tief von Frieden durchdrungen und überschwemmt fühlst.

So ähnlich, wie ich damals das Schnurren meiner Katze in meinem ganzen Körper spürte und so in den Genuss von dessen Heilkraft kam. Klang ist die Zukunft des Heilens. Zwar gibt es diesen Ansatz seit langem, aber er hat sich noch nicht durchgesetzt.

⚘ 3. Barfuß im Gras laufen

Auch das Barfußlaufen auf einem grasbedeckten Untergrund erweist sich als heilend und macht außerdem Spaß. Fühle deine Füße auf dem Boden und spüre, wie die raue, natürliche Energie der Erde durch deine Füße strömt, von dort in den Körper und weiter bis über deinen Kopf hinaus. Nimm währenddessen deine Wurzeln und deine Mitte wahr und stell dir vor, wie heilend es ist, wenn du dich vom weißen Licht des Heiligen Geistes ganz einhüllen und durchströmen lässt.

Sprich dann innerlich sieben Mal zu dir: »Ich bin das Licht der Welt«.[56] Lass dir genügend Zeit, um in diesem visualisierten Raum zu bleiben, bis dich das oben beschriebene Friedensgefühl durch- und überströmt.

⚓ 4. Viel Wasser trinken (auch Elektrolytwasser)

Nimm reichlich Wasser zu dir, auch solches, das mit Elektrolyten angereichert ist wie etwa Kokosnusswasser. Solltest du irgendwelche diätetischen Einschränkungen haben, insbesondere vom Arzt angeordnete, solltest du diese natürlich beachten. Ich persönlich habe festgestellt, dass meine häufigen Kopfschmerzen verschwanden, sobald ich mehr Elektrolyte – in Form von Kokosnusswasser und anderen Getränken – zu mir nahm. Als ich in meinem Geist die Entscheidung getroffen hatte, dass es mir gutgehen solle, tauchten, so glaube ich, infolge dieser Entscheidung Möglichkeiten auf, die sich als hilfreich erwiesen.

⚓ 5. Geh deine Ziele in Minischritten an

Wenn du ein bestimmtes Ziel zu erreichen versuchst, übe dich darin, kleine Schritte auf dem Weg dahin zu machen. Nimm dir nicht zu viel auf einmal vor. Während ich beispielsweise dieses Buch hier schrieb, hatte ich nicht alle Kapitel auf einmal mitsamt ihrem jeweiligen Inhalt vor Augen, sondern konzentrierte mich immer auf das vorliegende Kapitel. Das half mir, mich nicht von der ganzen Arbeit, die noch vor mir lag, erdrücken zu lassen. Ein weiteres Beispiel wäre, dir, wenn du abzunehmen versuchst, als Teil deiner Diät anzugewöhnen, den Fokus auf kleine Schritte zu legen, die du jeden Tag auch wirklich machen kannst. Vielleicht fügst du am nächsten Tag dann eine körperliche Übung hinzu und am darauffolgenden wieder etwas anderes, was dich deinem Ziel näherbringt, zum Beispiel etwas zu essen, worauf du Lust hast, nur eben in kleineren Portionen. Der entscheidende Punkt dabei ist, einen Schritt nach dem anderen zu machen. Tust du das mit einer gewissen Ausdauer, entwickeln die einzelnen Schritte dann eine bestimmte Eigendynamik. Meistens erweist sich ein kombinierter Ansatz als hilfreich: Gib jeweils ein Nahrungsmittel auf, verringere die Quantität eines weiteren und füge eine Körperübung hinzu. Auf diese Weise ist die Wahrscheinlichkeit geringer, dass du in Extreme verfällst und Entzugserscheinungen bekommst. Mit Übung, Konzentration und Disziplin wirst du es schaffen!

Alle Formen von Abhängigkeit beziehungsweise Sucht haben ihre Ursache im Egobedürfnis, sich wichtig zu machen und selbst zu bestätigen. Wir alle sind egosüchtig, sonst würden wir gar nicht hier zu sein scheinen.

> **Genauso wie wir unsere geistige Einstellung Gedanken um Gedanken ändern können, ist es uns möglich, Schritt für Schritt an jenen Verhaltensweisen zu arbeiten, die wir in unserem täglichen Leben verbessern wollen.**

Je mehr du darüber hinaus Vergebung praktizierst, desto eher wirst du dich zu tun inspiriert fühlen, was der Liebe in deinem Geist entspricht. Dabei gibt es kein richtig oder falsch, nur solltest du dich darin üben, alles, was du tust, ohne Schuld zu tun.

☿ 6. Schritte zum Umdenken in Bezug auf Schmerz

– Behalte als Ziel im Auge, dich so oft wie möglich daran zu erinnern, dass der Schmerz in deinem Geist stattfindet und du deine geistige Einstellung zu ihm ändern kannst. Denk an den Heiligen Geist und visualisiere, wie Sein Licht dich einhüllt und innerlich reinwäscht, bis du eins mit ihm wirst. Stell dir vor, dass dich der Heilige Geist von allem Glauben an Schuld erlöst. Sein Licht durchströmt dich grenzenlos und ohne Unterlass. Bleib so lange bei dieser Übung, bis dich ein Gefühl des Friedens überkommt.
– Halte an keinem spezifischen Ergebnis fest, lass diesbezügliche Erwartungen los.
– Vertrau darauf, dass für alles Sorge getragen wird und du im Licht Gottes sicher und unversehrt bist. Mehr brauchst du nicht zu tun.

Diese Empfehlungen sind allesamt Vorschläge, die man neben der geistigen Arbeit, die wir besprochen haben, umsetzen kann. Als Beispiel dafür, wie sich für mich aus der Vergebung heraus Inspiration ergab und als Symbol von Gesundheit und

Wohlergehen manifestierte, kann meine Entscheidung dienen, mehr pflanzliche Nahrungsmittel zu mir zu nehmen, die voll von natürlichen Lebenskräften sind; dazu gehören wilde Blaubeeren, Rohfruchtsäfte, frischer Selleriesaft, Grünkohl, Koriander, alle möglichen Blattgemüse, Äpfel, Datteln und ganze Körner. Dadurch besserte sich mein allgemeiner Gesundheitszustand ebenso wie meine Stimmung. Das sind nur ein paar Beispiele von Dingen, die mir auf physischer Ebene geholfen haben, ein bestimmtes gesundheitliches Gleichgewicht aufrechtzuerhalten und auch allgemein mehr Energie zu haben, deshalb erwähne ich sie hier. Außerdem habe ich, soweit möglich, Weizen- und Milchprodukte von meinem Speisezettel gestrichen, und das macht einen enormen Unterschied in meinem Wohlbefinden aus.

Sich an all das regelmäßig zu halten, erfordert Disziplin, hängt aber auch davon ab, wie wichtig das Beibehalten eines gewissen Wohlbefindens für dich ist. Und das demonstrierst du gleichzeitig dadurch, dass du täglich Vergebung praktizierst. Vergebung kann dich nämlich zu allem Möglichen inspirieren, was deinen Willen widerspiegelt, es dir gutgehen zu lassen; die oben genannten Empfehlungen sind nur ein paar Beispiele dafür, wie sich in meinem Fall die Entscheidung, dass es mir gutgehen möge, in meinen Handlungen manifestierte. Ich weiß sehr wohl, dass diese nicht der Grund für mein Wohlergehen sind, sondern nur ein Symbol für meine grundsätzliche Entscheidung. Vielleicht sprechen sie auch dich an, vielleicht aber auch nicht. Man sollte stets das tun, was sich hilfreich für einen anfühlt.

> Ich möchte betonen, dass wir uns eigentlich noch nicht einmal an die Regeln der Ernährung halten müssen, wenn wir wollen, dass es uns gutgeht. Doch solange wir Körper zu sein glauben, trägt es nicht zu unserem Wohlergehen bei, unsere Erfahrung als Körper hier zu leugnen.

Was gesunde Ernährung anbelangt, empfehle ich das Buch *Mediale Medizin: Der wahre Ursprung von Krankheit und Heilung* von Anthony William. Dieses Buch listet die von mir empfohlenen Nahrungsmittel auf und bringt eine Menge Informationen über verschiedene Krankheiten und wie man sie mit naturbelassenen Nahrungsmitteln und Kräutern behandeln kann, die zugleich Symbole für die geistige Entscheidung zum Wohlergehen sind. Diese Informationen wurden vom Autor gechannelt, stammen also aus der geistigen Welt. Solltest du jetzt denken, nein, bitte nicht noch ein Medium, dann kann ich nur sagen, dass ich einige der angeführten Nahrungsmittelkombinationen für bestimmte Gesundheitsprobleme ausprobiert und in aller Aufrichtigkeit festgestellt habe, dass sich mein Wohlbefinden deutlich verbessert hat. Auch sein Buch *Medical Food: Warum Obst und Gemüse als Heilmittel potenter sind als jedes Medikament* rate ich zu lesen. Darin finden sich ausgezeichnete naturbelassene Rezepte und viele wunderbare Saftvarianten.

> Was du letztlich verstehen musst, ist, dass du schuldlos bist, egal was du hier in dieser Welt zu tun beschlossen hast, und am Allerwichtigsten ist, dass du dich darin übst, alles, was du tust, ohne Schuld zu tun.

Hast du also ein Stück Kuchen vor dir liegen, versuch, es ohne Schuldgefühle zu essen. Und ich denke, dass wir, solange wir uns ernähren müssen, es ebenso gut genießen sollten! Es ist weitaus gesünder, mit Freude zu essen als mit Schuldgefühlen. Wenn wir mit Schuldgefühlen essen, essen wir mit dem Ego und entsprechen damit lediglich dessen Bedürfnis, sich selbst zu bestätigen. Und das ist die Ursache aller Suchtphänomene, ob es darum geht, zu viel zu essen, zu trinken oder sonst irgendetwas zu viel zu tun. Das Ego sucht seine Rettung außerhalb seiner selbst in Substanzen, von denen es glaubt, sie würden Freude auslösen. Doch Erlösung hat nichts mit dieser äußeren Perspektive zu tun. Erlösung ist das Verständnis, dass unser und Gottes Wille Eins sind und dass wir – als Sein Einziger Sohn und alle zusammen – seit jeher von Seiner Liebe ganz und gar und im Überfluss erfüllt sind. Zu diesem Prozess gehört, das Egodenksystem aufzuheben, sodass das Verstehen der Wahrheit zu unserer Erfahrung wird.

⚓ 7. Anleitungen zur Freude (eine Hilfe für Suchtverhalten)

Für die Arbeit an Suchtphänomenen gibt es eine Übung, in der man sich eine positive Erinnerung an eine große Freude ins Gedächtnis zurückholt, ein Gefühl der Verbindung zu Gott und umfassenden Frieden. Bist du soweit, lass den Zusammenhang mit dem auslösenden Ereignis los und behalte nur die Freude zurück. Lass dich vom Gefühl dieser Freude überwältigen und reinwaschen – mit der Einstellung, dass es nichts gibt, was deine Grenzenlosigkeit nicht schaffen könnte! Das erinnert deinen Geist daran, dass nicht die Quellen oder Substanzen außerhalb von dir der Grund für deine Freude oder den erfahrenen Trost sind. Dann kannst du jenen Lehrer aus deinem Geist entlassen, der zu dem Missbrauch geführt hat (das Ego), und stattdessen den Lehrer der Heilung (den Heiligen Geist) wählen. Das ist innere Arbeit. Und ... du bist es wert, dranzubleiben! Mit der entsprechenden Überzeugung wirst du es schaffen.

Unsere Gedanken sind sehr mächtig, jeder Gedanke wirkt sich in irgendeiner Weise aus. Tun wir, was wir tun (ganz egal, was), mit Freude, tragen wir zu unserem geistigen Wohlergehen bei. Alles in dieser Welt hier ist ein Symbol, das den Trennungsgedanken in unserem Geist widerspiegelt. Doch sollten wir unsere Erfahrung hier nicht dazu benutzen, die Trennung zu verstärken, sondern unsere Funktion zu erfüllen, und die besteht einzig und allein darin, rechtgesinnt zu deuten, was unsere physischen Augen erblicken. Die Deutung, die wir etwas verleihen, wird nämlich zu unserer Erfahrung.

Wir sind also stets an der Wurzel des Geschehens: Wir sind die Ursache der Welt, wie wir sie sehen. Das bedeutet nicht, dass wir für anderer Leute Verhalten verantwortlich sind, doch für unsere Interpretation ihres Verhaltens und die Wahl unseres Denkens über sie sehr wohl. Das ist genau dasselbe, was ich oben hinsichtlich unseres Umgangs mit unserem Körper sagte. Deuten wir den Körper mit dem Ego, werden wir ihn immer wieder in irgendeiner Form von Angriff benutzen – ihn verurteilen, verachten und weiterhin absondern. Deuten wir den Körper aber mit dem Heiligen

Geist, werden wir ihn als Kommunikationsmittel einsetzen, das es der Liebe, Weisheit, Verständnisfähigkeit und dem Mitgefühl des Heiligen Geistes erlaubt, durch uns zu wirken, sodass wir all das auf unsere Brüder und Schwestern in Christus ausdehnen können.

Ich möchte dieses Kapitel mit folgendem Kurszitat und ein paar Gedanken beschließen: »Heilung wird in dem Augenblick vollbracht, in dem der Leidende keinerlei Wert mehr im Schmerz sieht. Wer würde Leiden wählen, wenn er nicht dächte, dass es ihm etwas bringt, und zwar etwas, das für ihn einen Wert hat?«[57]

> **Auch wenn uns das nicht bewusst ist, schätzen wir den Schmerz wert, denn er sagt uns, dass wir als Körper, von Gott getrennt, existieren. Für gewöhnlich baut sich dem Heilungsprozess gegenüber Widerstand auf, weil wir die Welt in einer Weise wahrnehmen, die dem Körper als Entscheidungsinstanz Macht verleiht.**

Das ist einer der Gründe dafür, weshalb der Kurs uns dazu drängt, jeden unserer Werte zu überprüfen. Der Kurs ist eine Anleitung zur Umkehr des Denkens, in der wir lernen, wie wir unser irrtümliches Lernen – unsere Fehler, die in Fehlentscheidungen mit dem Ego bestehen – rückgängig machen. Dabei wird das infrage gestellt, was wir alle wertschätzen, nämlich der Körper, und das bereitet dem Ego Angst. Doch auf sanfte und liebevoll-freundliche Weise können wir das, was wir unsere Identität nennen, noch einmal wählen. Sind wir Eins mit Gott, ewig und frei, oder sind wir ein

Körper, getrennt von Gott und in unserem eigenen Denken gefangen? Diese Entscheidung zu treffen fällt leicht, sobald wir von dem ablassen, was uns verletzt, wahrlich wertlos ist und uns in Träumen festhält.

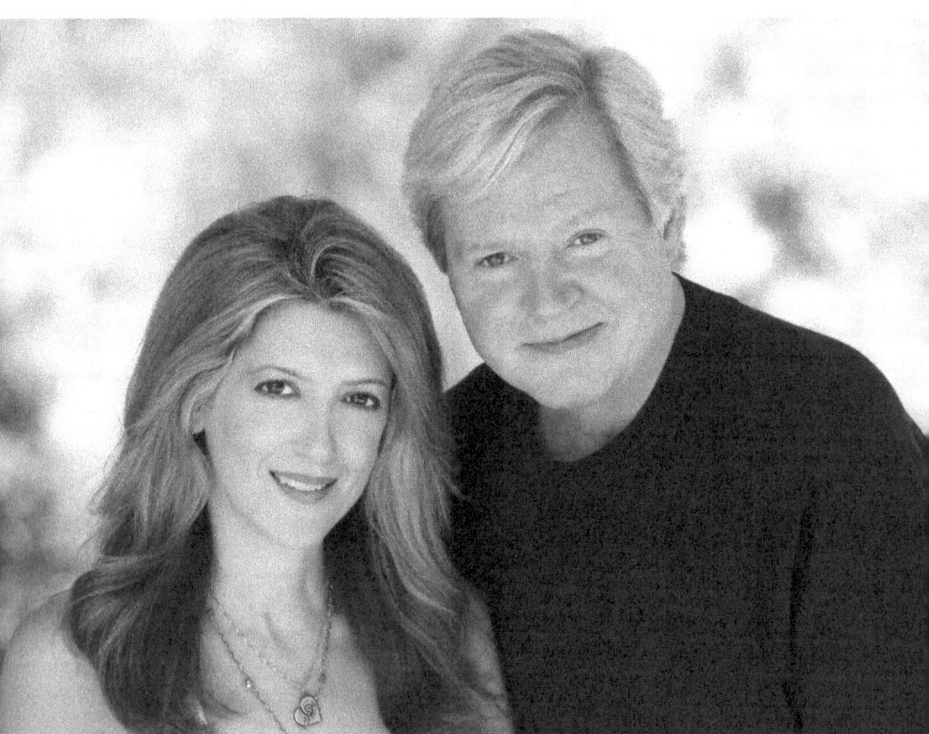

6
Praktische Übungen für die geistige Gesundheit

»*Was ist der Friede GOTTES? Nicht mehr als dies: das einfache Verständnis, dass SEIN WILLE gänzlich ohne Gegenteil ist. Es gibt keinen Gedanken, der SEINEM WILLEN widerspricht und dennoch wahr sein kann.*«[58]

Denken wir daran, dass Gesundheit innerer Frieden ist. Unser wahres Wesen – der Geist – befindet sich bereits in einem Zustand vollkommener Gesundheit. Da wir aber von diesem Zustand getrennt zu sein glauben, müssen wir, um diese Wirklichkeit erfahren zu können, das Ego aufheben und beseitigen, was uns daran hindert, der Anwesenheit der Liebe gewahr zu sein. Der Fokus liegt also auf der geistigen Ebene, denn nur dort findet wahrhaftige Veränderung statt.

Wenn in unserem Geist Frieden herrscht, sind wir in einem gesunden Zustand, und zwar unabhängig davon, was gerade mit unserem Körper vor sich geht. Manchmal geht es dem Körper gut, manchmal nicht. Doch nun wissen wir, dass wir ihn so oder so nicht zu beurteilen haben, weil wir verstanden haben, dass dieses Urteilen dem Körper Wirklichkeit verleiht. Jeglicher Schmerz, ob psychologisch oder physisch, ist ein geistiger und kein physischer Prozess. Gedanken verlassen ihre Quelle nämlich nicht, was heißt, dass der Körper den Geist nicht verlassen hat.

Wenn der Kurs sagt, dass wir geistig Revue passieren lassen, was eigentlich längst vorbei ist, stellt sich allerdings die Frage: Warum entscheiden wir uns dafür, dieses besondere Drehbuch unseres Lebens mit all seinem Schmerz und Leid geistig Revue passieren zu lassen? Wenn wir uns daran erinnern, dass wir ein Drehbuch vor dem geistigen Auge ablaufen lassen, muss es einen Grund dafür geben, dass wir uns dennoch entscheiden, dies zu tun. Ein rechtgesinntes Argument dafür ist, dass das eine enorme Gelegenheit darstellt, die Ereignisse unseres Lebens einem anderen Zweck als dem des Egos zuzuführen, in dem wir Opfer unserer jeweiligen Drehbücher zu sein haben. Das wird uns helfen, die Egointention für unser Drehbuch aufzulösen, die darin besteht, den Umstand zu verbergen, dass wir über einen Geist verfügen, zu dem wir zurückkehren können, und eine andere Wahl hinsichtlich der Welt und unseres Platzes in ihr treffen können.

Doch wie gelangen wir zu dieser Erfahrung geistiger Gesundheit, bei der der Geist wahrhaft im Frieden ist? Neben wahrer Vergebung, die zum Frieden führt, gibt es verschiedene Übungen, die man machen kann, um rechtgesinntes Denken zu verstärken, was wiederum hilft, sich daran zu gewöhnen, mit dem Heiligen Geist zu denken. Wichtig dabei ist, diese täglich zu machen. Wenn man den Heiligen Geist zum Lehrer wählt, können sich sofort positive Effekte einstellen, das benötigt keine Zeit. Im Kurs heißt es: »Es hat Zeit gedauert, um dich so vollständig fehlzuleiten, aber es dauert überhaupt keine Zeit, das zu sein, was du bist.«[59]

Ich empfehle hier ein paar Übungen, die zu geistiger Gesundheit führen und dir helfen, im rechtgesinnten Geist zu bleiben:

1. Übertrage dem Heiligen Geist die Verantwortung für deinen Tag

Das bedeutet, dass du nichts von dir aus oder mit dem Ego als Lehrmeister tust. Wenn wir etwas mit dem Ego tun oder denken, führt das zu dem Gefühl, allein zu sein. Darin haben alle Formen von Einsamkeit ihren Ursprung, und das heißt letztlich in der vermeintlichen Trennung von Gott, die verständlicherweise ein Mangelgefühl auslösen muss. Nur bedarf dieser Mangel der Korrektur. So können wir zum Beispiel sagen:

> »Heiliger Geist, übernimm bitte die Verantwortung für meinen heutigen Tag, meine Gedanken und Taten. Wenn ich dir folge, werde ich mit Gewissheit Frieden erfahren.«

Lass dann los und vertrau darauf, dass für dich Sorge getragen wird, denn das ist der Fall. Manchmal erinnere ich mich im Laufe des Tages daran, dass der Heilige Geist die Führung übernommen hat. Jedes Mal, wenn du daran denkst, wiederhole diese Worte langsam für dich. Auch im Buch meines Mannes *Die Illusion des Universums* sagen Garys Lehrer Arten und Pursah, einer der Wege zur Aufhebung des Egos bestehe darin, dem Heiligen Geist die Verantwortung für seinen Tag anzuvertrauen. Das ist ganz einfach umzusetzen und erfordert nicht viel Zeit.

Ich spreche mir die oben angeführten Worte jeden Morgen vor, bevor ich aufstehe, und denke den ganzen Tag über immer wieder daran. Es fühlt sich gut an, nicht selbst für seinen Tag verantwortlich zu sein, doch es liegt sehr wohl in unserer Verantwortung, wie wir ihn betrachten wollen.

⚓ 2. Wahres Beten

Mit wahrem Gebet ist im Kurs »die eine Stimme« gemeint, »in die sich der Schöpfer und die Schöpfung teilen; das Lied, das der SOHN dem VATER singt, DER den Dank, den es IHM anbietet, dem SOHN zurückgibt«.[60] In *Die Illusion des Universums* sagen Arten und Pursah, das sei eine der Möglichkeiten, das Ego aufzuheben, und einer der vom Heiligen Geist angebotenen Wege, um Gott zu erreichen. Bei wahrem Beten geht es nicht darum, zu Gott zu gehen und um etwas zu bitten, was man zu benötigen glaubt, sondern darum, in Empfang zu nehmen, was Gott uns längst gegeben hat. Es geht darum, Seine Gaben zu akzeptieren. Diese Gaben sind wahrhaftige Gaben, und die sind alles, was wir uns wirklich wünschen, ob uns das bewusst ist oder nicht.

Indem man sich im wahren Gebet mit Gott verbindet, sucht man zuallererst das Königreich Gottes, und dann wird, so sagt der Kurs im *Lied des Gebets,* »die Form der Antwort, wird sie von Gott gegeben ... deinem Bedürfnis, so wie du es siehst, entsprechen. Das ist lediglich ein Echo der Antwort SEINER STIMME. Der wirkliche Klang ist immer ein Lied des Dankes und der Liebe«.[61] »So kannst du nicht um das Echo bitten. Es ist das Lied, welches die Gabe ist. Mit ihm zugleich kommen die Obertöne, Harmonien und Echos, aber diese sind zweitrangig. Im wahren Gebet hörst du nur das Lied. Alles andere wird lediglich hinzugefügt. Du hast zuerst nach dem HIMMELREICH gesucht, und alles andere ist dir fürwahr gegeben worden.«[62] Mit »allem anderen« sind all die Einzelheiten gemeint, um die wir uns möglicherweise sorgen, beispielsweise unsere Sicherheit und Gesundheit, das Wohlergehen unserer Familienmitglieder, unserer Haustiere und unseres Landes.

Wenn man sich im wahren Gebet mit Gott verbindet, gelangt man auch zu wahrer Inspiration. Hierin liegt die Antwort auf alle Fragen, die wir uns, wozu auch immer, stellen können. Wir müssen uns diese gemeinsame Zeit mit Gott zugestehen, damit wir das Vertrauen entwickeln, dass innere Einkehr eine sichere Angelegenheit ist und dass wir das, wonach wir suchen, längst besitzen. Dieser Prozess ist eine Möglichkeit, uns Gott, unsere wahre Quelle, in Erinnerung zu rufen.

Wenn man sich wahres Beten zur täglichen Gewohnheit macht, zieht man daraus große Vorteile und Ruhe und Frieden können einen leichter einholen. Ich habe es erlebt, wie wahres Beten tiefgreifende Ergebnisse in Form von inspirierter Führung hervorbrachte, und zwar als Ideen, die plötzlich in meinem Geist auftauchten. Dabei hatte ich nicht das Gefühl, dass ich selbst den entsprechenden Gedanken dachte, sondern er mir ohne irgendwelche Anstrengung einfach so gegeben wurde. Wenn das geschieht, ist es der Heilige Geist. Wenn sie inspiriert ist, wird sich die Idee für einen gut anfühlen, weil sie für Gott spricht und für die Wahrheit steht. Diese Wahrheit erkennt man, wenn man sie vernimmt, weil sie unbestreitbar ist.

Ich habe Artens und Pursahs Anweisungen im Kapitel **»Wahres Gebet und Fülle«** aus *Die Illusion des Universums* in fünf Einzelschritte aufgeteilt, damit man ihnen leichter folgen kann:

1. Stell dir vor, »J's oder des Heiligen Geistes Hand zu nehmen und zu Gott zu gehen«.
2. Lege »deine Probleme, Ziele und Götzen als Gaben vor Ihn auf den Altar«.
3. Denke daran, »wie sehr du Ihn liebst und wie dankbar du bist, dass Er vollkommen für dich sorgt und du auf ewig sicher und mit allem versorgt bist«.
4. »Dann wirst du still. Du nimmst die Haltung ein, dass Gott dich dazu erschaffen hat, genau wie Er und auf ewig bei Ihm zu sein.«
5. »Dann lässt du alles los, verbindest dich mit Gottes Liebe und verlierst dich in freudiger Kommunion mit Ihm.«[63]

Der Gedankengang ist also folgender: Wenn wir unseren Geist von unseren Wünschen freimachen, können wir Gottes Liebe, Seine wahre Gabe, erfahren. Später dann, wenn wir es am allerwenigsten erwarten, kann es sein, dass wir durch einen Traum, einen inspirierten Gedanken in unserem Geist, ein Lied oder irgendetwas anderes Führung erhalten. Halte dich bereit und bleib sozusagen am Drücker. Was für dich bestimmt ist, wird in einer Form auftauchen, die für dich hilfreich ist. Der Heilige Geist weiß, wie sie auszusehen hat, dein Job ist nur, ihm zu vertrauen. Im Kurs wird erklärt, dass wir uns zuerst mit Gott verbinden müssen und uns dann die Antwort gegeben wird. Die Antwort ist bereits bei uns, wir müssen sie nur annehmen.

Arten und Pursah erläutern dann weiter, dass Gottes Antwort ein innerer Prozess, kein äußerer ist. Wenn etwas in der Welt auftaucht, ist es immer ein Symbol, und das können Symbole von Sicherheit und Überfluss sein. Darin liegt die Kraft dieser Übung! Die wahren Gaben, von denen der Kurs spricht, gehören uns auf ganz natürliche Weise, wir müssen sie uns nicht verdienen; dazu gehören Liebe, Sündenlosigkeit, Vollkommenheit, Wissen und ewige Wahrheit. Wir sind bereits wertvoll und müssen das weder beweisen noch uns verdienen.

Es mag sein, dass man Widerstand gegen das wahre Gebet verspürt, denn das Ego will sich nicht mit Gott verbinden, sondern ein besonderes, individuelles Selbst bleiben. Das Ego zeigt seinen Widerstand in Aussagen wie »ich habe keine Zeit dafür«, »ich mache das später« oder »ich werde das morgen tun«. Ich versuche immer, den folgenden Gedanken im Hinterkopf zu behalten: Ich habe so viel Zeit an einem Tag, um all diese anderen Sachen zu tun. Wenn ich keine fünf Minuten finden kann, um mich mit Gott zu verbinden, kann das nur heißen, dass ich anderem mehr Bedeutung zumesse. Also geht es allein um die Bereitschaft.

Bevor ich zur nächsten Übung übergehe, möchte ich noch einmal betonen, dass, wenn das Ziel des Kurses wahrer Frieden ist, wir dieses Ziel erreichen werden, wenn wir diese Methoden so oft wie möglich anwenden. Die meisten unter uns sagen, sie würden gerne schneller ans Ziel kommen. Was uns dabei hilft, schneller ans Ziel zu kommen, ist unsere Bereitschaft, die uns vorgezeichneten Schritte zu üben. Und je öfter wir das tun, desto schneller bilden wir neue Denkgewohnheiten aus, und innerhalb dieser wird eine vergebende Grundhaltung Teil unserer natürlichen Art zu sein.

⚲ 3. Übe die Entscheidungsregeln aus dem Kurskapitel 30

In den Entscheidungsregeln finden wir auf äußerst kraftvolle Weise zusammenfasst, wie wir unseren Tag in Frieden verbringen können. Jesus zeigt uns Schritt für Schritt, wie wir unseren Tag unter einem rechtgesinnten Zeichen beginnen können. Ich werde nicht jeden Schritt im Detail durchgehen, das würde zu weit führen, empfehle aber, diesen Abschnitt im Kurs zu studieren, um das Wesentliche dessen, was er sagt, zu erfassen. Im Kern bringt er uns darin nahe, dass wir, ohne es zu bemerken, fortwährend Entscheidungen treffen. Er verhilft uns dazu, eine gewisse Kontrolle über unsere Gedanken zu erlangen, sodass wir auf einem rechtgesinnten Pfad bleiben können.

Das beinhaltet auch aufzuhören, selbst darüber zu urteilen, was wir zu sagen oder zu tun haben, und wie wir auf Situationen reagieren sollten, denn wenn wir uns selbst ein Urteil darüber bilden, haben wir den Weg und damit den Ausgang der Dinge bereits festgelegt, und das macht ängstlich gegenüber anderen möglichen Wegen, für die wir dann nicht mehr offen sind.

Genau das geschah offensichtlich zu Beginn der Trennung. Wir entschieden uns selbst dafür, ein besonderes und individuelles Selbst abseits von Gott zu sein, und entwarfen unseren Weg so, wie wir ihn wollten – und damit die Welt, wie wir sie heute vor uns sehen. In unterschiedlichen Formen erleben wir die Trennung immer wieder neu, bis uns klar werden wird, dass wir unsere geistige Einstellung ändern und anders denken können.

Jesus sagt auch, dass die Klärung des Ziels an den Anfang gehört. Wir können entscheiden, welche Art von Tag wir haben wollen und dieses unser Ziel über den Tag hinweg in unserem Geist festhalten. Wenn wir unser Ziel vergessen und wieder zu urteilen beginnen, was zu Zeiten unvermeidbar ist, können wir unser Urteil annullieren, indem wir uns in Erinnerung rufen, dass wir zurück in den Geist und dort in die Offenheit für eine andere Antwort gehen können, die für uns funktionieren wird. Wenn Widerstand gegen diese Offenheit spürbar wird, bedeutet das, dass wir auf eigene Faust entschieden haben. Lässt du dann das Bedürfnis, recht zu haben, los und gibst zu, dass du das Ziel aus den Augen verloren und vergessen hast, was es war, macht das deine irrtümliche eigenwillige Entscheidung wieder zunichte.

Solltest du immer noch auf Widerstand dagegen stoßen, anderen Geistes zu werden, rät Jesus, das mit dem Satz zu begleiten: »Wenigstens kann ich entscheiden, dass ich nicht mag, was ich gerade jetzt empfinde.«[64] Dann kannst du sagen: »Und ich hoffe deshalb, dass ich Unrecht hatte.«[65] Das ist insofern hilfreich, als es dich daran erinnert, dass du zu nichts gezwungen wirst, sondern dir aus freien Stücken Hilfe wünschst. So entwickelst du Vertrauen, dass dir dein Irrtum zugutekommen wird, wenn du für eine andere Sichtweise offen bist. Jetzt kannst du aufrichtig sagen: »Ich möchte dies auf andere Weise sehen.«[66] Und an diesem Punkt fällt dir wieder ein, was du wirklich willst. Die letzte Folgerung ist dann: »Vielleicht gibt es eine andere Weise, dies anzusehen. Was kann ich dabei verlieren, wenn ich frage?«[67]

Noch einmal: Ich umschreibe hier nur die einzelnen Schritte, doch das gibt dir eine Vorstellung davon, was es heißt, sich einen Gedanken nach dem anderen vorzunehmen, sobald du wahrnimmst, dass du dich in der Abwärtsspirale befindest. Vielleicht erinnerst du dich an die Eingebung, über die ich am Anfang von Kapitel 2 sprach, in welcher der Heilige Geist uns dazu ermutigt, Gedanken für Gedanken durchzugehen, wenn wir starken Widerstand gegen den Geisteswandel verspüren. Dieses Vorgehen ist äußerst wichtig. Wenn du ausführlichere Kommentare zu jedem Schritt wünschst, gehe bitte zum Abschnitt »Entscheidungsregeln« in Kapitel 30 des Kurses.

Ich wende diese »Entscheidungsregeln« in meinem eigenen Leben an. Sie stellen eine große Hilfe dar, nicht nur als detaillierter praktischer Weg in rechtgesinntem Denken, sondern auch weil sie einen daran erinnern, dass unsere Tage nicht zufällig so verlaufen, wie sie es tun. Nein, wir entscheiden das selbst, indem wir unseren Tag entweder mit dem Ego oder dem Heiligen Geist wahrnehmen.

⚶ 4. Übung, um des Lichts der Wahrheit in dir gewahr zu werden (Und du bist das Licht der Welt!)

Selbst unter einem immensen seelischen Schock kann man sich seiner Gedanken bewusst werden. Es sind die Urteile, die wir in Form von Kummer und Groll fällen, die das Licht der Wahrheit in uns blockieren.

Nimm dir ein wenig Zeit und schließ deine Augen. Durchforste deinen Geist auf jeden Angriffsgedanken hin und sag dir, dieser Gedanke hier hindert mich gerade daran, die Liebe Gottes zu erfahren und meine wahre Funktion zu erfüllen, nämlich zu vergeben. Denk daran, dass – egal, wie fordernd die Situation sein mag – das stille Zentrum deines Geistes, in dem der Heilige Geist weilt, immer noch in dir vorhanden ist. Versuche, es zu finden. Achte darauf, dass deine Gedanken nicht umherwandern oder abschweifen. Zieh deine Aufmerksamkeit von deinem Körper ab. Du bist nicht dein Körper. Sag langsam und mit Überzeugung zu dir selbst: »Ich bin das Licht der Welt. Heiliger Geist, hilf mir, die Hindernisse zum Gewahrsein deiner liebenden Gegenwart zu beseitigen, sodass ich erleben kann, dass ich das Licht der Welt bin.«

Lass die folgenden Worte tief in deinen Geist sinken: Vergebung blickt hinter die dunklen Wolken der Schuld auf das Licht, das in dir scheint. Deine Bestimmung findet sich nicht in all den düsteren Formen, die Illusionen annehmen, sondern jenseits von ihnen. Denn deine Bestimmung ist dieselbe wie die Gottes, nämlich genau dasselbe zu sein wie Er. Sie ist fürwahr in jeder Hinsicht Freude. Wenn du deiner Bestimmung folgst, dienst du als Licht der Welt. Dabei erinnerst du andere an ihr Licht und verstärkst gleichzeitig dein eigenes – und das bereitet große Freude.

Stell dir vor, du würdest Jesus' Hand ergreifen und mit Ihm durch die Dunkelheit gehen, welche Gestalt auch immer sie annehmen möge. Du kannst dir sicher sein, dass Er mit dir ist. Beachte, dass, wenn du mit Ihm gehst, deine Angstgedanken substanzlos sind und dich nicht aufhalten können, das Licht zu erreichen. Mit der entsprechenden Überzeugung wird es dir gelingen. Das sichere Ergebnis ist Liebe, ganz egal, an welchen Glaubenssätzen du hinsichtlich anderer oder dir selbst festhältst. Dich selbst kannst du nicht verlieren, denn du kannst noch so sehr Illusionen zu deinem Idol und deiner Wirklichkeit machen, du wirst immer zu Gott gehören und warst niemals wirklich getrennt von Ihm. Darin liegt deine Sicherheit. Auch wenn du die Wahl treffen kannst, dich abzusondern und das Licht in dir zu verbergen, kannst du das Licht in dir nicht auslöschen, weil dieses Licht deine Wahrheit repräsentiert – und die Wahrheit lässt sich nicht verändern.

Lass diese Gedanken in deinen Geist sinken und stelle dir vor, du würdest von Gott geatmet. Du bist ein Gedanke in Gottes Geist, und er atmet dich. Empfinde Dankbarkeit für diese höhere Verbindung und spüre den Segen, dass einzig Liebe wirklich ist.

⚓ 5. *Übung zum Umgang mit Angst*

Stell dir Angst und jedes Gefühl, das einen Schatten von Angst darstellt (Furchtsamkeit, Ärger, Traurigkeit, Wut und so weiter), wie eine Art Tür in deinem Geist vor. Was die Angst nährt, befindet sich hinter der Tür. Und das muss eine Anziehungskraft auf dich ausüben, sonst würdest du es nicht fühlen.

Geh ruhig und liebevoll zu dieser Tür hin und öffne sie. Beurteile und analysiere nicht, was du dahinter findest, sondern schau es dir nur an. Sieh dir an, was sich dir zeigt, und zwar im Wissen, dass es dir nichts antun kann, weil du es nicht versteckt hältst, sondern ans Licht bringst. Wozu dient es dir? Schlag ihm nicht die Tür vor der Nase wieder zu, weil du wütend bist, sonst verleihst du ihm nur Wirklichkeit. Erkenne behutsam die Angst und den Zweck an, dem es bisher diente, ohne es zu verurteilen, und lass diesen Zweck gehen, während du leise die Tür hinter dir wieder schließt.

Öffne jetzt eine neue Tür – jene, die eine Antwort auf die Angst enthält, die Antwort auf Trennung, die Tür des Heiligen Geistes. Lade Ihn ein, sich für eine Weile neben dich zu setzen. Er ist ein Freund, denn Er sieht dich einzig und allein so, wie du in Wahrheit bist, und deshalb kannst du Ihm vertrauen. Er wird deinen Geist der Ganzheit zurückerstatten. Höre, was Er dir zu sagen hat.

⚲ 6. Ein Schlussgebet

Schließe deine Augen, entspann dich und lass deinen Körper aus deinem Gewahrsein gleiten. Du bist nicht dein Körper. Sprich das folgende Gebet in deinem Geist:

> *»Ich bin der Sohn Gottes, für immer ganz und schuldlos. Heiliger Geist, hilf mir zu beseitigen, was mich daran hindert, der Präsenz der Liebe gewahr zu sein und anzuerkennen, dass Gottes Liebe alles ist, was ich will. Hilf mir, über die Fehler, die ich in anderen Menschen und mir selbst wahrnehme, hinwegzusehen und an ihrer Stelle den Heiligen Sohn Gottes zu erblicken. Mein Wille ist für immer Eins mit Gott. Lass mich willens sein, Seinen Willen zu empfangen, der Liebe ist, vollständig und vollkommen. Etwas anderes gibt es nicht zu suchen.*
>
> *Hilf mir zu erkennen, dass ich das Licht der Welt und ein Beweis für Deine Freude und Deinen Frieden bin. Wenn ich mein eigenes Licht scheinen lasse, gewährt das anderen die Möglichkeit, Gleiches zu tun. Ich bin Eins mit Gott und als Sein Heiliger Sohn wahrhaft gesegnet. Hilf mir, auch in Zeiten des Schmerzes, der Ungewissheit und der Erschöpfung dessen eingedenk zu sein; möge ich die Erinnerung bewahren, dass ich in Gottes Liebe vollständig und unvergessen bin.*
>
> *Ich sage Dank in Liebe und Erkenntlichkeit, dass nur Liebe wirklich ist. Gott ist. Amen.«*

Diese sechs Übungen kann man miteinander vermischen, wie man möchte, doch ich empfehle, die ersten drei jeden Tag zu machen. Dann gibt man ihnen die Chance, ihre Vorzüge an den Tag zu bringen.

Die Erfahrung wird dir zeigen, dass sie funktionieren. Und diese Übungen sind alle noch hilfreicher, wenn sie zusammen mit wahrer Vergebung und nicht als Ersatz für sie durchgeführt werden. Aus wahrer Vergebung ergibt sich wahre Freiheit, und die zeigt sich auf angenehme und überraschende Art und Weise. Beispielsweise mag es eine Situation geben, die dich bisher immer wütend gemacht hat, und eines Tages passiert genau dasselbe wieder, und du reagierst überhaupt nicht mehr darauf, sondern bleibst völlig friedlich. Das ist ein Zeichen dafür, dass unbewusste Schuld aus deinem Geist entfernt worden ist.

⚓ Dankbarkeit

Es gibt noch eine Maxime, die sich als äußerst wirkmächtig erweist: Dankbarkeit. Doch nicht so, wie Dankbarkeit in dieser Welt verstanden wird. Für die Welt ist Dankbarkeit eine Einstellung der Art, dass man dankbar sein soll, weil man nicht in gleicher Weise Leid erfährt, wie andere es tun. So wird einem gesagt, man solle dankbar sein und seinen Teller leer essen, weil in Afrika Kinder verhungern. Du weißt, was ich meine. Zwar meinen es die Leute gut mit dieser Art von Dankbarkeit, aber sie gründet in einer Fehlwahrnehmung der Welt, einer Sicht, aus der heraus wir uns als anders und von anderen getrennt sehen. Ob wir nun besser dran zu sein scheinen oder nicht, wir sind alle dasselbe, denn wir haben alle an demselben Geist teil.

Als ich las, welche Sicht der Kurs auf Dankbarkeit hat, fühlte ich mich ganz klein und demütig. Lektion 195 ist betitelt: »Liebe ist der Weg, den ich in Dankbarkeit beschreite.« Darin sagt Jesus: »Denn wer hat Grund zu danken, während andere weniger Grund dazu haben? Und wer könnte weniger leiden, weil er einen anderen mehr leiden sieht?«[68] Dann legt Jesus die Messlatte noch ein wenig höher: »Es ist wahnsinnig, um des Leides willen Dank zu sagen.«[69]

Dankbarkeit ist nur dann authentisch, wenn sie mit Liebe verbunden ist, ohne irgendwelche Vergleiche zu ziehen. Vergleichen ist noch so eine Trennungseinrichtung des Egos. Ein Trick. Jesus bittet uns, aufrichtig mit unserer Dankbarkeit zu sein, in dem wir alles in sie einbeziehen, da wir uns alle zusammen auf diesem Weg hier befinden. Wenn wir uns nicht als eine Einheit betrachten, die diesen Weg zusammen beschreitet, dann kommen wir in Wirklichkeit nirgendwohin. Wir sind mit jedem zu einer Einheit verbunden, und so müssen wir uns selbst betrachten. Und mit dieser Einstellung geht schließlich der Gedanke einher, dass »wir frohlocken, dass keine Ausnahmen je gemacht werden können, die unsere Ganzheit mindern und unsere Funktion schmälern oder verändern könnten, den EINEN zu vervollständigen, DER SELBST die Vollständigkeit ist. Wir sagen Dank für jedes Lebewesen, denn andernfalls danken wir für nichts und versäumen es, GOTTES Gaben an uns wahrzunehmen«.[70]

Ich habe einen Song mit dem Titel »Dankbarkeit«, *Gratitude*, geschrieben, der ebenfalls auf meiner CD *Awakening to Love* zu hören ist. Der Songtext passt hierher, weil er das Konzept der Dankbarkeit als Verbindung und Einheit verstärkt:

Dankbarkeit, Dankbarkeit gibt sichres Geleit
Dankbarkeit bringt mein Herz näher zu dir
Dankbarkeit, Dankbarkeit sehnt sich nach Wahrheit
Dankbarkeit ist der Weg, und den gehen wir
Dem Vater sei Dank für Sein strahlendes Licht
Das Liebe bleibt, auch wenn das Ego es anficht
Vergeben ist das Geschäft, um das sich dreht das Erwachen
Aus dem Wahn, der uns abhält, neue Sachen zu machen
Dankbarkeit, Dankbarkeit gibt sichres Geleit
Dankbarkeit bringt mein Herz näher zu dir
Dankbarkeit, Dankbarkeit sehnt sich nach Wahrheit
Dankbarkeit ist der Weg, und den gehen wir
Ist der Geist still, dann kommen die Wunder
Behutsam bleiben, wenn der Augenblick stimmt
Spuren von Grenzen bleiben keine zurück
Liebe ist der Weg, ich erinnre mich an deine Stärke
In deiner Unschuld schmilzt mein Unwissen dahin
Freiheit vom Traum eines schlafenden Geistes
Ein Segen für uns, die Gefangenen der Zeit
Dankbarkeit, Dankbarkeit gibt sichres Geleit
Dankbarkeit bringt mein Herz näher zu dir
Dankbarkeit, Dankbarkeit sehnt sich nach Wahrheit
Dankbarkeit ist der Weg, und den gehen wir
Liebe Liebe Liebe genügt

Wir brauchen nur Liebe Liebe Liebe genügt
Wir brauchen nur Liebe.

Der reine Geist ist stets in einer gesunden Verfassung, weil der reine Geist, der wir eigentlich ja sind, für die Wahrheit steht. Also sind wir in Wirklichkeit schon vollkommen, ganz und vollständig. Auf materieller Ebene aber, auf der wir uns zu befinden glauben, müssen wir diesen Aufhebungsprozess des Egos durchlaufen, um in einen Zustand geistiger Gesundheit zu gelangen, der die Bedingung für eine höhere Lebensform ist, auf die wir uns somit vorbereiten. In der Zwischenzeit können wir in Erfahrung bringen, was der glückliche Traum und die wirkliche Welt sind, die unserem Erwachen in Gott vorangeht.

» *Der reine Geist ist immerdar in einem Zustand der Gnade.*
Deine Wirklichkeit ist nur reiner Geist.
Deshalb bist du in einem Zustand der Gnade immerdar. «[71]

7

Werde anderen Geistes und erwache zu deinem Leben

»Die Bilder, die du machst, können das nicht
überwältigen, wovon GOTT SELBER wollte, dass
du es seist. Hab also niemals Angst vor der
Versuchung, sondern sieh sie, wie sie ist, als eine
neue Chance, noch einmal zu wählen und
CHRISTI Stärke in jeder Lage und an jedem
Orte obsiegen zu lassen, wo du zuvor ein Bild von
dir erhoben hattest.«[72]

Wir haben jetzt den Punkt erreicht, von dem aus wir deutlich erkennen können, dass der Geist das Werkzeug der Veränderung ist. In der Tat definiert Jesus »Geist« im Kapitel »Begriffsbestimmung« am Ende des *Handbuchs für Lehrer* folgendermaßen: »Der Begriff Geist (mind) wird benutzt, um die aktivierende Kraft des reinen Geistes (spirit) darzustellen, die dessen schöpferische Energie liefert.«[73] Wenn wir dem Geist seine eigentliche Rolle zurückgeben lernen, nämlich die Ursache von allem zu sein, was wir sehen und erleben, können wir jede Herausforderung oder Versuchung als eine Gelegenheit betrachten, die Stärke Christi in uns zu intensivieren, indem wir uns mit eben diesem Anteil unseres Geistes statt dem des Egos zu identifizieren entscheiden.

Je mehr wir uns mit uns selbst als reinem Geist identifizieren und Vergebung üben, desto mehr reduzieren wir die Schuldschichten in unserem unbewussten Geist. So werden wir allmählich wieder zu dem, was wir wirklich sind, und erwachen zum Gewahrsein unseres *wirklichen* Lebens als reinem Geist im Einssein mit Gott. Zu unserem *wirklichen* Leben zu erwachen bedeutet, sich daran zu erinnern, dass wir einen Trennungstraum träumen, und wenn wir akzeptieren können, dass wir träumen, ist die natürliche Folge davon das Erwachen. Alle Übungen und Gedankengänge, die wir bisher in diesem Buch besprochen haben, werden dich beim Erwachen unterstützen, wenn du sie umsetzt und ihnen erlaubst, dass sie ein Teil von dir werden.

Ich kann nicht genug betonen, wie hilfreich und wichtig es ist, das *Übungsbuch* des Kurses durchzuarbeiten, wenn das der von dir gewählte Weg ist. Dieses Buch hier, auch das möchte ich noch einmal unterstreichen, bietet keinen Ersatz für den Kurs selbst. Wenn sein Inhalt eine Hilfe für dich darstellt, erfüllt es einen wundervollen Zweck. Indem es das nondualistische Denksystem des Kurses deutlicher sichtbar macht, unterstützt es ein paar Menschen mehr auf der Suche nach ihrem Weg.

Wenn wir so weit kommen, dass wir das in Erfahrung bringen, was der Kurs die wirkliche Welt nennt, nähern wir uns dem *wirklichen* Leben so weit an, wie es auf der Ebene dieser Welt nur möglich ist. Und dahin gelangen wir, indem wir uns über viele Jahre für den Heiligen Geist als unseren Lehrer entscheiden und uns beständig in rechtgesinntem Denken sowie wahrer Vergebung üben. Durch diese hingebungsvolle und konstante Konzentration gewinnt man Meisterschaft.

Die *wirkliche* Welt ist nicht mit *wirklichem* Leben zu verwechseln. Im Kurs heißt es: »Es gibt kein Leben außerhalb des HIMMELS. Wo GOTT das Leben schuf, da muss das Leben sein. In jedem Zustand, der getrennt vom HIMMEL ist, ist Leben eine Illusion.«[74] Das heißt also eindeutig, dass alles, was mit der Welt zu tun hat, kein wirkliches Leben ist.

Erinnern wir uns daran, dass wirkliches Leben dauerhaft ist und sich weder verändert noch verwandelt und nichts je zu sterben scheint. Es ist das Gewahrsein vollkommenen Einsseins. Wenn der Kurs von der wirklichen Welt spricht, spricht er von dem, was wir erleben werden, wenn alles vergeben und auf jedwedes Urteilen verzichtet worden sein wird. Dann werden wir alles wahrhaft wahrnehmen, und diese wahre Wahrnehmung stellt die höchste Bewusstseinsebene dar, die wir erreichen können.

Sie ist nicht mit Erkenntnis zu verwechseln, denn Erkenntnis ist eine andere Ebene als die der Wahrnehmung. Solange wir noch irgendetwas wahrnehmen, können wir Gott nicht wirklich *erkennen*, denn Wahrnehmung findet auf einer anderen Ebene statt als der der Erkenntnis, der Ebene Gottes. Doch wir können unsere Wahrnehmungen einem rechtgesinnten Zweck dienen lassen, und wenn wir ganz oben auf der Leiter angekommen und in der wirklichen Welt sind, befinden wir uns unmittelbar vor den Himmelstoren, was heißt, dass wir mit Christus als unserem wahren Wesen völlig identisch geworden sind. Dann macht Gott Selbst den letzten Schritt und nimmt uns zu Sich auf.

Offenbar ist es unmöglich für uns, das auf der materiellen Ebene zu verstehen, auf der wir uns zu befinden glauben. Der Einzige Weg, das zu verstehen, ist, es zu erleben, und zu dieser Erfahrung werden wir alle gelangen, wenn wir für sie bereit sind. Die Formulierung, dass »GOTT sich uns zuneigt und uns emporhebt, wobei Er die letzten Schritte zur Erlösung SELBER tut«,[75] ist als Metapher zu verstehen, denn natürlich hat Gott keine Hände und hebt nicht buchstäblich unsere Körper empor. Doch der Wahrheit hinter dieser Metapher können wir volles Vertrauen schenken. Vertrauen, dass vollständig Sorge für uns getragen wird, unabhängig davon, ob wir die Einzelheiten verstehen oder nicht.

Es ist durchaus möglich, Offenbarung zu erfahren und einen flüchtigen Einblick zu erhaschen, was und wie Wirklichkeit wahrhaftig ist. Doch solche Erfahrungen sind zeitlich begrenzt und unterstehen der Führung des Heiligen Geistes. Der Heilige Geist weiß über die Offenbarungsbereitschaft eines Jeden Bescheid. Wir können dem Prozess vertrauen.

Ich habe viele Male intensiven Frieden erlebt, der ein paar Sekunden währte, manchmal etwas länger. Ich würde nicht behaupten, dass das Offenbarungserfahrungen gewesen sind, doch handelte es sich eindeutig um eine Art von Frieden, der nicht von dieser Welt ist, und der ist schwer zu beschreiben. Am ehesten könnte man sagen, dass es sich wie ein euphorisches Wohlbefinden anfühlte, weit mehr als das, was Sex zu bieten hat, denn es hat nichts mit dem Körper und körperlichen Genüssen zu tun. Die Liebe, die ich spürte, war außerordentlich rein, ganz und umfassend. Sollte dieses Erleben auch nur annähernd so sein wie das, was wir empfinden, wenn wir in Gottes Liebe erwachen, dann erwartet uns alle das Erlebnis eines unerhörten spirituellen und ewigen Rauschzustandes!

Doch solange wir unsere geistige Einstellung zu dem, was wir sind, noch nicht grundlegend geändert haben, werden die meisten von uns Liebe mit Opfer verwechseln. Wir werden uns weiterhin gegen die Liebe Gottes entscheiden, weil wir glauben, dass wir etwas verlieren, wenn wir uns für Gottes Liebe entscheiden. Dieses »etwas«, das wir zu verlieren fürchten, ist in Wirklichkeit aber unser Ego – die besondere und individuelle Persönlichkeit, mit der wir uns identifiziert haben. Demgemäß sagt uns der Kurs das genaue Gegenteil: Wenn wir uns für Gottes Liebe entscheiden, verlieren wir nichts und gewinnen alles.

> **Je mehr Liebe wir in unserem Geist haben, desto weniger werden wir das Gefühl haben, etwas zu opfern.**

Das erinnert mich an die schöne Zeile in dem Song »Amazing Grace«: »Ich war blind, doch nun sehe ich.« Der Vorstellung, Gottes Liebe zu wählen, schenkt man nur deshalb so schwer Vertrauen, weil wir dermaßen viel in die Welt und unsere Persönlichkeit als unsere Identität investiert haben. Aber wenn wir uns selbst nicht als Kinder Gottes anerkennen, geben wir unsere Göttlichkeit auf und wählen stattdessen Idole. Und *das* ist in der Tat ein wahnsinniges Opfer. Lernen wir hingegen den reinen Geist über das Ego zu stellen, dann wird uns langsam klar, dass wir uns nur eine winzig kleine Rolle zu spielen erlaubt haben und, genau genommen, unser Glück für etwas geopfert haben, was uns letztlich Leid bringt.

Zu dieser Verwechslung zwischen Liebe und Opfer trägt mangelnde Aufmerksamkeit bei. Es ist, als liefen wir über dünnes Eis: Blieben wir nicht die ganze Zeit über achtsam, würden wir schon auf der Nase liegen, bevor wir überhaupt die Gelegenheit gehabt hätten, auf dem Eis zu stehen. Achtsam zu bleiben bedeutet, unsere kindischen Spielzeuge (alle Urteile und Idole in dieser Welt) fortzuwerfen und uns zu fragen: »Was will und schätze ich wirklich?« Wenn wir mit der Vergebungspraxis fortfahren, entsteht ein natürlicher Prozess, im Laufe dessen wir allmählich erkennen, dass wirklich wertvoll nur jene Dinge sind, die uns helfen, aus unserem Traum zu erwachen. In diesem Sinn ist Vergebung wertvoll. Doch Gott vergibt niemals, da Gott niemals verdammt. Seine Haltung ist von Anfang an vollkommene Liebe. Wir aber brauchen Vergebung, um das falsche Selbstverständnis aufzuheben, das wir einst entwarfen und von dem uns nun klar wird, dass es keinen Wert besitzt.

Wertlos sind jene Dinge, die uns in Versuchung bringen, den Trennungstraum zu verstärken. Das Ego denkt im Horizont materieller Dinge, und die sind für es deshalb von Wert, weil es sich selbst mit der Welt und dem Körper gleichsetzt.

Der Körper ist das Zuhause des Egos, und daher wird es alles tun, um diesen zu verteidigen.

Der Kurs sagt: »Wenn ich mich verteidige, werde ich angegriffen.«[76] Dieser Gedanke bezieht sich auf die geistige, nicht die physische Ebene. Wenn man beispielsweise die Straße entlanggeht und einen jemand zu verletzen versucht, sollte man tun, was notwendig ist, um sich in Sicherheit zu bringen, und nicht einfach stehenbleiben und sagen: »Wenn ich mich verteidige, werde ich angegriffen.« In einer solchen Situation ist das Liebevollste, was man tun kann, sich selbst zu schützen und alles Erdenkliche zu tun, um keinen Schaden zu nehmen. Auf der geistigen Ebene hingegen kann man, wenn sich die Gelegenheit bietet, den Gedanken anwenden, dass das, was man wirklich ist (vollkommener reiner Geist), niemals angegriffen werden kann, es in Wahrheit also keinerlei Bedarf an Verteidigung gibt. Das kann Teil der vergebenden Einstellung werden, und es sei noch einmal wiederholt, dass das für die Ebene des Geistes, nicht die des Körpers gilt.

Zu Anbeginn der Zeit, als wir die Trennung dem Einssein mit Gott vorzogen, projizierten wir unsere Ängste auf Gott. Wir hatten das Gefühl, Seine Liebe entwendet zu haben und nun würde Er sie wieder zurückhaben wollen. Doch das ist eine Projektion unserer Angst, von Seiner Liebe getrennt zu sein, und die schieben wir Gott zu, weil wir glauben, Er würde sich nun dafür rächen. So ist es durchaus verständlich, dass wir in unserem Denken alle verwirrt, verunsichert und haltlos sind. Wir sind wie gefährliche wilde Tiere, fühlen uns angegriffen und benachteiligt und gieren nach Futter.

Das Ego schenkt Liebe nur, um sie wieder wegzunehmen. Seinem Empfinden nach hat es den höchsten Preis gewonnen und Gottes Thron an sich gerissen, denn es glaubt, es habe sich selbst erschaffen. Der Kurs fasst das folgendermaßen zusammen: »Jeden Tag – jede Minute eines jeden Tages und jeden Augenblick, den jegliche Minute birgt – durchlebst du nur erneut den einen Augenblick, in dem die Zeit des Schreckens den Platz der Liebe einnahm.«[77]

☿ Die Bedeutsamkeit des Lachens

All das ist starker Tobak, denn das Ego ist keine leichte Sache. Es fühlt sich zuweilen ganz schön schwer an, und deshalb ist es sehr wichtig, Humor in deinen Alltag zu integrieren. Der Kurs sagt: »In die Ewigkeit, wo alles eins ist, kam eine winzig kleine Wahnidee, und GOTTES SOHN vergaß, über sie zu lachen. Und weil er das vergaß, ist der Gedanke zu einer ernsten Idee geworden und sowohl der Umsetzung als auch realer Wirkungen fähig. Gemeinsam können wir sie beide weglachen und verstehen, dass die Zeit sich nicht in die Ewigkeit eindrängen kann.«[78]

Wenn wir uns darin üben, unser persönliches Leben und die Welt nicht zu ernst zu nehmen, können wir ein wenig lockerer werden und uns in Erinnerung rufen, dass die Welt keine Tränen, sondern Lachen verdient hat. Wir können anderen Geistes werden, indem wir uns vornehmen zu lachen, sobald wir bemerken, dass wir bei bestimmten Themen zu viel Ernsthaftigkeit an den Tag legen.

Finde Möglichkeiten, wie du dich mit lustigen Dingen entspannen kannst, schau dir witzige Filme an, amüsiere dich über die Dummheit unserer Ernsthaftigkeit. Das bedeutet nicht, auf anderer Leute Kosten zu lachen, sondern darüber, wie dumm es ist, diese Welt allzu ernst zu nehmen und ihretwegen unseres Friedens verlustig zu gehen. Gary und ich bemühen uns darum, ein Gleichgewicht in unserer Filmauswahl zu finden und immer auch Komödien mit in sie aufzunehmen. Ich merke sofort, wenn mein Filmprogramm aus dem Gleichgewicht geraten ist! Und wenn ich das mitbekomme, dann ändere ich es ab.

Im allgemeinen Chaos der öffentlichen Reaktionen auf die Präsidentschaftswahl 2017 in den USA fielen mir ein paar einfallsreiche und humorvolle Schilder von Demonstranten auf. Egal wie man sich politisch positioniert, bringen sie witzige Entspannung ins ernste Spiel:

> »*Bei IKEA habe ich schon bessere Kabinette gesehen.*«
> »*Ich kann einfach nicht glauben, dass ich immer noch gegen diese Scheiße protestieren muss.*«
> »*Respektiere meine Existenz oder wart auf meine Resistenz.*«

Was Protest angeht: Protestieren wir innerlich nicht ständig gegen alles Mögliche? Zuerst beschließen wir, dass da irgendetwas ist, was wir nicht mögen, und da uns das aufregt, wird dieser Gedanke auf die Welt projiziert, und dann machen wir die Welt für unseren Ärger verantwortlich. Das ist ein gutes Beispiel für die Verwechslung der Ebenen.

Wenn der Geist die Entscheidung trifft, dass die Welt das Problem ist, dann sind wir ein Opfer der Welt, die wir sehen. Entscheidet er sich aber dafür, dass die eigentliche Ursache die Egowahl in unserem Geist ist, dann sind wir nicht das Opfer der Welt, die wir sehen, sondern ihre Ursache, was heißt, dass wir dafür verantwortlich sind, wie wir von der Welt denken. Das führt uns immer wieder zurück zu dem Grundgedanken, dass die Ursache im Geist liegt. Damit ist nicht gemeint, dass man nicht seine Meinung sagen oder gegen etwas protestieren soll, wenn man sich dazu inspiriert fühlt. Protest kann aus Liebe heraus entstehen und ein friedliches Ziel verfolgen. Es ist also nicht verkehrt, aktiv zu werden. Direkte Aktionen können inspiriert sein und einem liebevollen Zweck dienen. Und der macht den ganzen Unterschied in der Art und Weise aus, wie man etwas erlebt.

Hast du jemals so sehr gelacht, dass du keine Luft mehr bekamst? Hattest du schon einmal einen Lachanfall und konntest einfach nicht mehr aufhören zu lachen? Das gehört zum Gesündesten, was dir passieren kann. Wenn das geschieht, bedeutet das meistens, dass du einen gewissen Widerstand aufgegeben hast. Du lässt aufgestauten Empfindungen und Gefühlen freien Lauf, und durch Lachen Widerstand aufzugeben ist äußerst heilsam. Es fühlt sich fast so an, als habe man gerade Sport getrieben!

Edgar Cayce, der »schlafende Prophet«, hat einmal gesagt: »Lache unter den extremsten Umständen.« Und damit hat er etwas Wichtiges getroffen. Die meisten unter uns haben schon einmal gehört, Lachen sei die beste Medizin. Das ergibt Sinn, wenn man sich im Sinne des Kurses klarmacht, dass wir in diese

Wahnsinnssituation der Welt nur gekommen sind, weil wir den Gedanken einer Trennung von Gott ernst genommen und darüber zu lachen *vergessen* haben. Damit ist klar, dass auch Lachen etwas ist, was in Vergessenheit geraten ist. Wenn wir es wieder stärker in unser tägliches Leben zurückholen, erinnert es uns folglich daran, wer wir in Wahrheit sind.

Da wir gerade bei Lachanfällen sind: Als Gary und ich Anfang 2017 einmal einen Workshop in Japan leiteten, erzählte ich, wie ich zum Kurs gekommen war und Gary kennengelernt hatte, und prustete plötzlich los. Ich lachte und lachte und konnte einfach nicht mehr aufhören – und das ganze fünf Minuten lang! Jedes Mal, wenn ich auf meine Geschichte zurückkommen wollte, bekam ich vor lauter Lachen kaum ein Wort heraus. Das fand das Publikum so lustig, dass es schließlich mitlachen musste, denn Lachen steckt bekanntlich an. Das war mir noch nie zuvor bei einer solchen Veranstaltung passiert, und es war ziemlich erfrischend! Es brachen sich einfach ein paar zurückgehaltene Emotionen Bahn, und danach hatte ich das Gefühl, geradewegs aus einer Fitness-Session zu kommen.

Geht es uns allen nicht manchmal so, wenn wir heftig lachen müssen? Was mir beim Lachen auffällt ist, dass auf einmal jeder Widerstand gebrochen und alle Angst verschwunden ist, denn wo Lachen und Freude sind, ist für Angst kein Platz. Und genauso wenig findet Angst Eingang in die eigentliche Wirklichkeit und dort, wo Liebe herrscht.

> **Ernsthaftigkeit loszulassen ist heilsam.**

⚲ Erleuchtung

Zu seinem wirklichen Leben zu erwachen beginnt mit all diesen bisher besprochenen Praktiken, durch die wir anderen Geistes werden können. Als Jesus Erleuchtung erlangte und in Gott erwachte, waren wir bei Ihm. Das ist möglich, weil die Trennung von Gott niemals wirklich geschah und wir immer noch im Geiste Gottes weilen, denn den haben wir nie verlassen. Und deshalb waren wir auch dabei, als Jesus erleuchtet wurde und erwachte. Da aber die meisten von uns weiterhin glauben, in Körpern in einer Welt von Raum und Zeit zu leben, müssen wir den Erfahrungsprozess des Erwachens durchlaufen, bis das Ego aufgehoben ist.

Und wo wir gerade von Erleuchtung sprechen: Es gibt viele spirituell fortgeschrittene Seelen, die immer noch krank werden. Das bedeutet aber nicht, dass sie nicht erleuchtet wären. Erleuchtung hat nichts mit dem Körper zu tun, sie ist eher ein Wiedererkennen, ein Geisteswandel. Jede/r muss offenbar diese Welt irgendwann auf die eine oder andere Weise verlassen, und welche Art des Fortgehens der/diejenige wählt, sollte nicht dazu dienen, sein/ihr spirituelles Niveau zu bestimmen.

Letztlich müssen wir die Sühne für uns selbst annehmen, und das heißt, sich in Erinnerung zu rufen, dass nichts geschah, da die Trennung nie stattgefunden hat und wir schuldlos sind. Das zu akzeptieren kann sich als schwierig herausstellen, denn alles, was wir je gelernt haben, besagt, dass diese Welt und somit auch die ihr zugrundeliegende Energie wirklich ist. Das Ego möchte, dass das, was es fabriziert hat, real ist, und dazu gehört seine eigene Schöpfungsgeschichte. Doch Arten und Pursah zum Beispiel beschreiben Energie als fehlerschaffenes Denken; da sie sich verändern und verwandeln kann, ist sie nicht real. Schöpfung ist Gottes Angelegenheit, und was Er erschafft, ist genau dasselbe wie Er. Wir können aber dem Ego unser Vertrauen entziehen und es in Gott setzen, denn in Ihm finden wir wahrhaftige Stärke, Ihm können wir vollständig vertrauen. Jemand hat einmal gesagt: »Trau Atomen nicht … sie bringen alles fertig.«

Wenn das Ego aufgehoben ist, werden wir automatisch erkennen, dass wir nur träumen und dieser Traum nicht unsere Wirklichkeit ist. Dann wird es den Anschein haben, als würde der Traum verschwinden und nichts übrigbleiben, was wir vermissen könnten. Aus diesem Grund heißt der Titel von Garys erstem Buch wortwörtlich aus dem Englischen übersetzt auch »Das Verschwinden des Universums«.* Das Universum wird zu verschwinden scheinen, wenn der gesamte Geist in einen Zustand des Friedens zurückgekehrt ist und niemand von irgendjemand oder irgendetwas anderem mehr getrennt ist. Dann wirst du nicht mehr alleine und getrennt in einer Welt umherwandern, in der es separate Gebäude, Grenzen und Tausende von Formen der Trennung gibt, sondern dein Einssein mit allem wiedererkennen – dein Einssein mit Gott. Du wirst verstehen, dass du absolut nichts aufgibst für etwas, was absolut alles sein wird, und das ist alles, was du dir nur wünschen kannst.

---

* »Das Verschwinden des Universums« ist die wörtliche Übersetzung des Buchtitels *The Disappearance of the Universe*; der publizierte deutsche Titel lautet *Die Illusion des Universums*. – *Der Verlag*

Die Entscheidung dazu kann jetzt und hier ihren Anfang nehmen – die Entscheidung, dass du vor allem anderen Frieden möchtest, dass du nicht länger mehr Recht zu haben brauchst, stattdessen aber glücklich sein willst. Alle Gaben Gottes, Sein Friede, Seine Liebe und seine Freude, gehören dir, wenn du sie hier und jetzt annimmst. Du brauchst nicht länger zu warten oder dein Glück hinauszuzögern.

Auch dazu hat Jesus etwas Großartiges gesagt: »Jede Minute und jede Sekunde geben dir eine Gelegenheit, dich zu erlösen. Lass dir diese Gelegenheiten nicht entgehen, nicht deshalb, weil sie nicht wiederkehren werden, sondern weil es unnötig ist, die Freude aufzuschieben.«[79]

Eines meiner Lieblingszitate im ganzen Kurs ist das folgende: »Wie kannst du Freude finden an einem freudlosen Ort, außer durch die Einsicht, dass du gar nicht dort bist?«[80] Außer in Gottes Geist sind wir nie wirklich irgendwo.

Meine Schwester Jackie und ich erinnern uns oft an dieses Zitat und mit ihm – egal, was gerade los ist – an die Wahrheit. Beispielsweise hatten wir beide zuvor Tätigkeitsfelder, die nicht sonderlich befriedigend waren. So telefonierten wir häufig miteinander und halfen uns gegenseitig, die Wahrheit in Erinnerung zu behalten. Wenn ich gerade einen schwierigen Tag hatte, sagte sie zu mir, »denk daran, nur Liebe ist wirklich«, und wenn sie Mühe hatte, tat ich desgleichen. Immer wieder sprachen wir einander diesen einen Satz vor und erinnerten uns gegenseitig daran, dass wir nicht wirklich hier sind, sondern all das nur im Geist erleben. Es ist ratsam, diese Gedanken lebendig zu erhalten, denn die Stimme des Egos ist aufdringlich und meldet sich immer als erste zu Wort. Wiederholung ist absolut wesentlich, um auf dem spirituellen Weg weiterzukommen.

In unseren Workshops werden wir oft nach Erleuchtung gefragt. Der Kurs erklärt Erleuchtung als »gar keine Veränderung, sondern nur ein Wiedererkennen«.[81] Die Welt mag sich zu verändern scheinen oder nicht, was sich aber verändert, ist die Wahrnehmung der Welt in unserem Geist. Wir erkennen wieder, dass unser Wille Eins mit dem Gottes ist; unser beider Zweck ist wieder vereint. Dazu gehört auch das Wiedererkennen, dass unsere Interessen nicht voneinander getrennt sind und wir kein »besonderes« Selbst besitzen, das sich von dem anderer unterscheidet oder getrennt ist. Wir sind Eines Geistes, Eins mit Gott. Jesus sagt dazu auch: »Egozentrisch sein ist uninspiriert sein, aber im richtigen Sinne SELBSTzentriert sein heißt inspiriert oder im reinen Geist sein. Die wahrhaft Inspirierten sind erleuchtet und können nicht in der Dunkelheit verweilen.«[82]

Als ich an früherer Stelle von der wirklichen Welt oder vergebenen Welt sprach, meinte ich damit jenen Moment, in dem wir wirklich im Zustand der Erleuchtung angekommen und ganz und gar mit der Christusnatur identisch geworden sind. Als Jesus dieses Stadium erreichte, hörte Er nur noch auf die eine Stimme, die Stimme des Heiligen Geistes. Sind wir an diesem Punkt angelangt, sind wir aus dem Traum erwacht und haben vielleicht einen Fuß *in* und einen *vor* der Tür, doch gerade genug *in* der Tür, dass wir noch unsere Funktionen hier erfüllen können.

Man kann erleuchtet sein und dennoch in der Welt hier zu sein scheinen. Wenn das der Fall ist, können wir sicher sein, dass unsere Erlösung von der Welt nahe ist. Dann freuen wir uns, unseres Einsseins gewiss zu sein und das sanfte Loslassen vom Körper ein für alle Mal zu akzeptieren – und die stille Entscheidung, unsere Träume ein letztes Mal gehen zu lassen, wird zu unserer Wirklichkeit.

♀ Zielsetzung

Auch wenn der Kurs auf der Ebene des Geistes, nicht des Körpers, gemacht wird und nicht unser Verhalten oder Tun in der Welt verhandelt, ist es wichtig zu verstehen, dass das nicht bedeutet, dass wir in der Welt nicht mehr aktiv sind. Passiv sein bedeutet, dem Egodenksystem gegenüber passiv zu sein.

Wir werden immer aktiv sein, doch sollten wir dabei nie vergessen, dass die Art unseres Tuns durch unser Denken bestimmt wird. Deshalb sollten wir jeden Morgen den Heiligen Geist einladen, um uns in Erinnerung zu rufen, dass sich alles um die Zielsetzung dreht. Wenn einem klar wird, was das Ziel unseres Tuns ist, ist damit auch das Fundament für unser Erleben gelegt. Dient unser Tun einem rechtgesinnten Zweck, wird es wahre Bedeutung haben.

Wenn ich mir mein Ziel innerlich vor Augen führe, lasse ich die weltlichen Ziele los und ersetze sie mit dem Folgenden: »Mein Ziel besteht darin, meine Heiligkeit anzuerkennen und auf alle meine Brüder auszudehnen, was bedeutet, dass wir in Gott alle dasselbe und gleich sind.« Hältst du dich an dieses spirituelle Ziel, so wird alles – gleichgültig, was du als Weg oder Karriere in der Welt wählst – dieses Ziel widerspiegeln, und du wirst Jeden wundervoll beschenken.

> **Es spielt keine Rolle, was du in der Welt tust – was zählt, ist allein der Zweck, dem es dient.**

Jedes Mal, wenn ich eine schwere Entscheidung zu treffen habe oder in einer heiklen Situation stecke, stelle ich mir die Frage: »Was ist das Ziel? Wozu dient das?« Fürchte ich mich vor irgendeiner Konfrontation, dann frage ich mich, bevor ich mich an die betreffende Person wende: »Was soll für mich bei dieser Unterhaltung herauskommen? Was ist meine Absicht? Was will ich bei ihr/ihm erreichen?«

Das trägt wirklich dazu bei, von vornherein den richtigen Ton zu treffen, und versetzt einen in eine rechtgesinnte Geisteshaltung, bevor man irgendetwas in Gang setzt. Dadurch steigt die Wahrscheinlichkeit, ein Ergebnis zu erzielen, das den eigenen Wünschen entspricht, einem Jeden dient und zum Besten aller Beteiligten ist.

Mit anderen Worten geht es um das gemeinsame Interesse, das auch dein höchstes und bestmögliches Interesse ist. Das »dein« meint hier das umfassende »du«, den einen Geist, der uns allen gemeinsam ist – jenen Anteil des einen Geistes, der die Entscheidungen fällt, jenen Anteil, welcher der Entscheider ist. Das meint Jesus mit dem »du«, an das er sich im Kurs richtet, nicht die Persönlichkeit. Wenn du wahre Vergebung übst, dienst du zugleich deinem höchsten und bestmöglichen Interesse, denn sie bezieht sich auf Jeden – uns alle als Einen Geist.

Im Vergebungsprozess fordert uns Jesus auf, zum allerersten Beginn zurückzugehen, als wir als Gottes Sohn jene falsche Trennungsentscheidung zu treffen schienen, und ruft uns in Erinnerung, dass dieser Fehler in demselben Moment, in dem er geschah, auch schon korrigiert worden ist. Wähle jetzt dein Einssein mit Gott noch einmal und akzeptiere es in deinem Geist. Jetzt, denn etwas anderes als die Gegenwart gibt es nicht. Dieses Einssein bezieht alle Menschen mit ein, von denen du denkst, dass du ihnen vergibst. Akzeptiere ihre Schuldlosigkeit als deine eigene. Jedes Mal, wenn du das tust, wirst du noch einmal geboren und verbindest dich mit dem Christus, und das bist du.

Gehen wir noch einmal zur Zielsetzung zurück: Wenn zu einer Situation kein Ziel hinzugezogen wird, hat diese Situation keine Bedeutung. Dann wird sich, automatisch und wie gewohnt, das Ego als Erstes melden, und diese Wahl wird sich in einem dementsprechenden Ergebnis widerspiegeln.

> **Die Bedeutung kommt erst mit dem Zweck, dem etwas dient; wenn du die Situation dem Heiligen Geist übergibst, erhält sie wahre Bedeutung.**

Daher kann deine Erfahrung völlig unterschiedlich ausfallen, je nachdem, wem die Sache dienen soll, dem Ego oder dem Heiligen Geist.

Wir glauben immer noch, ein individuelles Selbst zu sein, und das ist durchaus nachvollziehbar. Um einen wichtigen Punkt noch einmal zu wiederholen: Der Kurs wird leichter verständlich und umsetzbar, wenn wir erkennen, dass sich Jesus an uns alle als einen einzigen Geist richtet, nicht als individuelle Körper. Da wir aber Körper zu sein glauben, hilft er uns mit Wörtern und Metaphern, seine Unterweisungen zu verstehen.

Wenn du also wahre Vergebung mit der Vorstellung praktizierst, dass du EIN Geist bist und kein separater Körper, ergibt das weitaus mehr Sinn. Dann wird dir auch einleuchten, dass du schuldlos bist und, wenn du in Gedanken über andere Menschen Urteile fällst, dich selbst verletzt. Betrachtest du eine andere Person als schuldlos, bist auch du schuldlos. Betrachtest du sie als schuldig, bist auch du schuldig. Wenn es nur eine/n von uns gibt, müsste daraus folgen, dass alles, was wir einander antun, uns selbst antun.

Wir sind ständig dabei, Frieden entweder anzunehmen oder zurückzuweisen. Willst du fürwahr Frieden, und zwar vor allem anderen, hat das zur Folge, dass du deine eigenen Vorstellungen, wozu irgendetwas dienen soll, aufgibst und einer anderen Deutung erlaubst, ihren Platz einzunehmen. Wenn wir unsere eigenen Bedeutungszuweisungen nach außen projizieren, legen wir uns und anderen Beschränkungen auf und verhindern, dass uns der wirkliche Zweck von etwas gezeigt wird. Arbeiten wir aber fortwährend daran, anderen Geistes zu werden, wird uns, sollten wir in eine Egofalle tappen, die Wahrheit offenbart werden. Statt eine rachsüchtige Welt vor Augen zu haben, erblicken wir nun Schönheit, denn ihr Zweck hat sich geändert.

> **Die Versuchung, die von uns wahrgenommenen Bilder für unsere eigenen Zwecke zu verwenden, ist ein Trick des Egos, mit dem es uns davon zu überzeugen versucht, dass wir Körper sind – schwach, zerbrechlich, ausweglos und die Ursache für jede Art von Groll.**

♀ Ein Segen

Hier ist ein Beispiel dafür, wie mich das Ego auszutricksen versuchte, um mich glauben zu machen, dass ich ein Körper bin, und dafür, wie ich unter solchen Umständen mit Vergebung umgehe. Dazu muss ich sagen, dass Vergebungslektionen in Zusammenhang mit Tieren für mich schon immer zu denen gehörten, die mich am meisten herausfordern.

Vor einer Weile ging ich also in ein Tiergeschäft, um für unsere Katze Luna Futter zu besorgen. Bei uns in den USA gibt es in diesen Geschäften auch Käfige, in denen Katzen und Hunde darauf warten, dass man sie zu sich holt. Ich ging also wie üblich an diesen Käfigen entlang, und fast immer, wenn ich das tue, kommt mir in irgendeiner Weise, sei es auch noch so unterschwellig, der Gedanke, dass diese Tiere nicht in Käfige eingesperrt werden sollten und dass sie leiden.

Als ich diesmal an ihnen vorbeilief, fiel mir besonders eine Katze auf – eine schöne reinrassige weiße Katze mit liebevollen Augen, die das ganze Geschehen um sich herum ruhig beobachtete. Ich dachte mir, »was für eine schöne, niedliche, entzückende und liebenswürdige Katze, ich wünschte, ich könnte sie zu mir nehmen«, wusste gleichzeitig aber, dass Luna das nicht gefallen würde, denn sie will ganz eindeutig eine »Einzelkatze« sein. Dann überkamen mich ungute Gefühle für die Katze, weil sie in einem Käfig war, gewiss aber doch frei sein wollte und sich womöglich allein und verlassen fühlte. Als ich den Laden verließ, fing ich mich wieder und erinnerte mich daran, dass ich meine eigenen Gedanken auf die Katze projizierte, in der Annahme, Katzen würden wie Menschen denken.

Doch woher wusste ich, was eine Katze denkt? Es war ja durchaus möglich, dass sie Spaß an dem hatte, was sie um sich herum beobachtete, und keineswegs litt.

Als ich meinen rechtgesinnten Gedanken so nachhing, fiel mir wieder ein, dass ich träumte, also vergab ich den von mir projizierten Bildern und mir selbst, dass ich sie träumte. Ich überließ alles dem Heiligen Geist und vertraute darauf, dass seine Stärke in mir überwiegen und über diese Egogedanken, die absolut nichts Hilfreiches zu der ganzen Situation beitrugen, die Oberhand gewinnen würde. Ich erkannte, dass meine Entscheidung, die Katze als leidende Kreatur zu betrachten, auch mir Leid bereitete, und ließ diese Vorstellung los. Etwas später passierte dann etwas, was sich als Ergebnis von Vergebung zuweilen einstellt: ein inspirierter Gedanke.

Als ich wieder zuhause war, tauchte nämlich plötzlich ein Gedanke in meinem Geist auf, den ich sogleich als Geschenk vom Heiligen Geist erkannte: »Woher willst du wissen, ob die Katze nicht ein Segen für dich war?« – anders gesagt, mir die Chance gab, noch einmal zu wählen und mir einmal mehr die Gelegenheit bot, mich mit Gottes Gaben beschenken zu lassen. Ich hatte die Situation so betrachtet, als wäre ich ein Segen für die Katze (eine Form von Besonderheit), hatte aber nicht die Katze auch als einen Segen für mich wahrgenommen. Toll! Das half mir, meinen Gedanken eine 180-Gradwendung zu geben. Denn in der Tat ist Segen stets wechselseitig. Wenn wir etwas segnen, werden wir im Gegenzug auch selbst gesegnet.

Nutzen wir leidvoll erscheinende Situationen als Möglichkeit, andere als einen Segen für uns wahrzunehmen, weil sie uns Gelegenheit geben, noch einmal zu wählen, wie wir über etwas denken, wird das zu einem Geschenk für uns. Abgesehen davon gibt es letzten Endes natürlich gar keine Katze, weil es keine Welt gibt. Es sind Bilder, keine Wirklichkeit. Das bedeutet nicht, dass du, wenn du Missbrauch siehst, diesen zulässt, sondern nur, dass du immer zur Wahrheit in deinem Geist zurückkehren kannst, und das ist das eigentlich Hilfreiche. Bevor ich mich auf irgendeine Aktivität einlasse, bei der meine Hilfe erforderlich ist, und zu Beginn eines jeden Tages, wenn ich diesen dem Heiligen Geist übergebe, rufe ich mir stets in Erinnerung, dass mein eigentliches Ziel ist, wahrhaft hilfreich zu sein.

Im Kurs geht es oft um »Besonderheit« und die verschiedenen Formen, die sie annehmen kann. Jedes Mal, wenn wir im Gegensatz zu anderen, die angeblich leiden, uns als die »Gesegneten« betrachten und das Bedürfnis haben, etwas oder jemanden in Ordnung zu bringen, oder meinen, wir wüssten, wie das funktioniert, begeben wir uns in eine Form von Besonderheit. Das Ziel von Besonderheit ist immer zu trennen, uns von anderen zu unterscheiden oder besser als andere darzustellen. Besonderheit bedeutet, »du hast ein Problem, und ich behebe das«. Was bewirkt das anderes, als die Trennung zu verstärken, die auf Unterschieden basiert? Du bist die kranke und ich die gesunde Person.

Der Kurs lehrt, dass wir alle dasselbe sind, da wir an demselben Geist teilhaben, und das heißt am Egodenksystem, der Gegenwart des Heiligen Geistes sowie einer Entscheidungsinstanz, die zwischen beiden wählt. Das Ego verleitet uns dazu, uns auf unsere Unterschiede zu konzentrieren, weil es auf Trennung und

Unterschieden beruht. Doch noch einmal: Da das weder der Wirklichkeit noch dem entspricht, was wir in Wahrheit sind, können wir dem Ego unseren Glauben entziehen.

> **Anderen Geistes zu werden und zu unserem wirklichen Leben mit Gott zu erwachen erfordert, den ersten Schritt zu tun, nämlich der Einladung durch den Heiligen Geist zu folgen, der sagt: »Es muss einen besseren Weg geben.«**

Dann müssen Entschlossenheit und Bereitschaft folgen, um diesen Weg zu suchen und zu einem Teil unseres täglichen Lebens zu machen. Daraufhin kannst du damit beginnen, von einem Ort der Ursache aus zu leben, und alle Auswirkungen der Fehler dieser Welt loslassen.

> **Gottes Heiligkeit ist auch deine. Hast du das einmal akzeptiert, sind dir Gesundheit und Wohlbefinden für immer gewiss.**

DANKSAGUNG

Ich danke Gary Renard, meinem Mann, für seine Bereitschaft, *Ein Kurs in Wundern*® mit seinen Büchern einem breiten Publikum bekannt zu machen und mich auf meinem persönlichen Weg mit dem Kurs beständig zu unterstützen. Er macht mir Mut, an meinen eigenen ebenso wie unseren gemeinsamen Projekten dranzubleiben. Seine liebenswürdige und großzügige Art ist weithin bekannt und erfährt allgemeine Wertschätzung. Zusammen haben wir eine Menge Erfahrungen gesammelt, und jede dieser Erfahrungen ist für mich ein Segen auf dem Weg zum gemeinsamen Erwachen in Gott.

Auch Doris Lora, meiner wundervollen Mutter, möchte ich meine Anerkennung und meinen Dank aussprechen. Nicht nur hat sie mit ihrer verlegerischen Kompetenz zu diesem Projekt beigetragen, sondern überdies die Lehren von *Ein Kurs in Wundern*® auf vorbildhafte und konsequente Weise vorgelebt. Ihre unermüdliche Ermutigung und Unterstützung auf meinem Weg sind von unschätzbarem Wert.

Desweiteren werde ich meiner Schwester, Jackie Lora Jones, für immer dankbar sein, denn sie ist meine Gefährtin auf diesem spirituellen Weg. Stets begleiten mich ihre endlose Liebe und Inspiration, und ihre konstante Präsenz in meinem Leben ist ein wahrer Segen für mich.

Aufrichtige Dankbarkeit geht auch an meinen Vater, Ron Lora, denn soweit meine Erinnerung reicht hat er mich in allen meinen Vorhaben beständig unterstützt. Seine ehrliche Neugierde für alles, was mir in meinem Leben passiert, bedeutet mir viel, und ich bin dankbar dafür.

Ich möchte meine Dankbarkeit auch dem verstorbenen großartigen Dr. Kenneth Wapnick gegenüber aussprechen, dem produktivsten aller Autoren über *Ein Kurs in Wundern*®, der die Unterweisungen von Jesus wahrhaft verstand. Für mein Studium und meine Praxis des Kurses habe ich sowohl durch ihn wie auch durch seine Frau, Gloria Wapnick, die Gründer der *Foundation for A Course in Miracles* in Temecula, Kalifornien, viel Inspiration erfahren.

Tiefe Dankbarkeit geht auch an die Herausgeber und Inhaber des internationalen Copyrights für *Ein Kurs in Wundern*®, die Foundation for Inner Peace, denn seit vielen Jahren widmen sie sich dem Kurs und machen ihn Millionen von Menschen auf der ganzen Welt zugänglich.

Zuletzt danke ich allen Familienmitgliedern und Freunden, die mein Leben positiv und weitreichend beeinflusst haben. Ich danke ihnen dafür, dass sie mich stets mit ihrer Liebe begleitet und dazu ermutigt und inspiriert haben, den von mir gewählten Weg vertrauensvoll zu gehen. Ihre Unterstützung ist für mich von großer Bedeutung, und es ist ein Segen, sie in meinem Leben zu haben.

ANMERKUNGEN

Vorwort
[1] vB-1.1:1

Kapitel 1: Einführung
[2] T-8.IX.1:5-7; [3] T-E.2:2-4; [4] Ü-T1.169.5:1-7; [5] T-26.VII.4:7; [6] *UR*, S. 309.; [7] Ü-T1.31

Kapitel 2: Was ist Gesundheit?
[8] T-8.VIII.9:9; [9] T-31.I.1:1-3; [10] T-8.VIII.1:7-8; [11] T-6.V.C.9:7; [12] *UR*, S. 45; [13] *IU*, S. 236; [14] *UR*, S. 63; [15] Ü-T1.5.4:3-4; [16] L-1.I.3:6; [17] H-4.I.A.3:4

Kapitel 3: Der Zweck des Körpers
[18] T-19.I.3:1-3; [19] Ü-T1.38; [20] T-11.V.1:1; [21] Ü-T1.76.5:4; [22] T-2.II.1:11-12; [23] Ü-T1.41.1:2-3; [24] T-1.VI.2:1; [25] T-15.III; [26] T-31.VIII.9:2; [27] Ü-T1.158.4:5; [28] T-10.I.2:1; [29] Ü-T1.110.3:1

Kapitel 4: Zwischen Trennung und Ganzheit wählen: Die Macht der Entscheidung
[30] T-31.VIII.2:3-4; [31] T-18.VII.5:7; [32] T-18.VII.7:7-8; [33] T-18.VII.8:3-4; [34] T-18.V.1:6.; [35] T-11.VIII.2:2-3;

[36] T-12.VII.8:1; [37] T-12.VII.9:1-2; [38] Ü-T1.134.15:3;
[39] T-14. XI.6:7-9; [40] T-18.II.5:12-14; [41] T-31.VIII.3:1-2;
[42] Ü-T1.185.1:1-2; [43] UR, S. 309.; [44] L-3.III.5:7; [45] L-3.II.1:1;
[46] L-3.II.1:5-6; [47] H-20.4:8; [48] P-2.VI.1:5-8; [49] P-2.VI.5:5

Kapitel 5: Machtvolle Wege im Umgang mit Schmerz
[50] Ü-T1.190.3:3-4; [51] T-5.V.5:1; [52] T-31.VIII.5:2-4;
[53] Ü-T1.72.9:2; [54] T-18.VII.3:1; [55] H-5.II.3:12; [56] Ü-T1.61.5:3;
[57] H-5.I.1:1-2

Kapitel 6: Praktische Übungen für die geistige Gesundheit
[58] H-20.6:1-3; [59] T-15.I.9:3; [60] L-1.E.1:2; [61] L-1.I.2:7-9;
[62] L-1.I.3:1-6; [63] IU, S. 493.; [64] T-30.I.8:2; [65] T-30.I.9:2;
[66] T-30.I.11:4; [67] T-30.I.12:3-4; [68] Ü-T1.195.1:5-6;
[69] Ü-T1.195.2:1; [70] Ü-T1.195.6:2-3; [71] T-1.III.5:4-6

Kapitel 7: Werde anderen Geistes und erwache
zu deinem Leben
[72] T-31.VIII.4:1-2; [73] B-1:1-2; [74] T-23.II.19:1-3;
[75] Ü-T1.168.3:2; [76] Ü-T1.135.22:4; [77] T-26.V.13:1;
[78] T-27.VIII.6:2-4; [79] T-9.VII.1:6-7; [80] T-6.II.6:1;
[81] Ü-T1.188.1:4; [82] T-4.E.1:7-8

LESEEMPFEHLUNGEN

Ein Kurs in Wundern® sowie *Die Ergänzungen zu Ein Kurs in Wundern®*, Greuthof Verlag, 10. Auflage beziehungsweise 7. Auflage, 2010/2017.

Gary R. Renard, *Die Illusion des Universums. Gespräche mit Meistern über Religion, Reinkarnation und das Wunder der Vergebung*, Arkana Verlag, 3. Auflage, 2006.

Gary R. Renard, *Deine unsterbliche Realität. Wie wir durch wahre Vergebung unsere Welt neu gestalten*, AMRA, 2015.

Gary R. Renard, *Die Liebe vergisst niemanden. Antwort auf das Leben*, AMRA, 2014.

Gloria und Kenneth Wapnick, *Der Himmel hat kein Gegenteil. Die wichtigsten Fragen zu Ein Kurs in Wundern®*, Greuthof Verlag, 2014.

Kenneth Wapnick, *Jenseits der Glückseligkeit. Das Leben von Helen Schucman und die Niederschrift von Ein Kurs in Wundern®*, Greuthof Verlag, 1999.

Kenneth Wapnick, *Die heilende Kraft der Güte. Ein Kurs in Wundern in der Praxis*, Greuthof Verlag, 2007.

Robert Skutch, *Journey Without Distance. The Story Behind a Course in Miracles*, Celestial Arts, 2004.

FOUNDATION FOR INNER PEACE

Um mehr über *Ein Kurs in Wundern*® zu erfahren, empfehle ich, auf die Webseite der Foundation for Inner Peace zu gehen, des Verlegers und Inhabers der Rechte des Kurses: www.acim.org. Auch wenn es viele vorzügliche Gruppierungen und Verbände gibt, die das Studium von *Ein Kurs in Wundern*® fördern, ist die Foundation doch die, die von Anfang an dabei war und über vielfältigste und tiefgreifende Kursmaterialien verfügt; dazu gehören Biographien und Fotografien der AutorInnen, Audios, DVDs, freier Zugang zu täglichen Lektionen, Informationen über die vielen Sprachen, in die der Kurs übersetzt wurde, und eBooks des Kurses einschließlich von Apps für mobile Geräte.

Die Foundation for Inner Peace ist eine Non-Profit-Organisation, die sich der Erbauung der Menschheit durch *Ein Kurs in Wundern*® widmet. Sie beruht auf Spenden und bemüht sich darum, dass der Kurs in möglichst viele weitere Sprache übersetzt wird. Außerdem stellt sie kostenlos Kopien des Kurses zur Verfügung. Wenn auch Sie dafür sorgen möchten, dass noch mehr Menschen in den Genuss von *Ein Kurs in Wundern*® kommen, ist eine Zuwendung an die Foundation For Inner Peace oder einen der vielen anderen Verbände, die sich dem Kurs widmen, ein wertvolles Unterfangen.

QUELLENANGABEN

Die Zitate für die deutsche Übersetzung des vorliegenden Buches wurden der 10. Auflage von *Ein Kurs in Wundern*® entnommen, die 2010 vom Greuthof Verlag veröffentlicht wurde, der auch die Rechte innehat. In der deutschen Ausgabe sind die *Ergänzungen zu Ein Kurs in Wundern*® – das »Textbuch«, das »Übungsbuch« sowie das »Handbuch für Lehrer« – jeweils separat erschienen. Um die Zitate gemäß dem Ordnungssystem von *Ein Kurs in Wundern*® zuzuordnen, folgen Sie bitte den folgenden Beispielen:

T-26.IV.4:7. = Textbuch, Kapitel 26, Abschnitt IV, Paragraph 4, Satz 7.
Ü-T1.169.5:2. = Übungsbuch, Teil 1, Lektion 169, Paragraph 5, Satz 2.
H-13.3:2. = Handbuch, Frage 13, Paragraph 3, Satz 2.
B-6.4:6 = Begriffsbestimmung, Begriff 6, Paragraph 4, Satz 6.
P-2.VI.5:1. = Psychotherapie: Zweck, Prozess und Praxis, Kapitel 2, Absatz 6, Paragraph 5, Satz 1.
L-1.V.4:3. = Das Lied des Gebets, Kapitel 1, Abschnitt 5, Paragraph 4, Satz 3.
E = Einleitung

Die Bücher von Gary R. Renard, aus denen hier zitiert wird, werden folgendermaßen angegeben:

UR, S. 9 = *Deine unsterbliche Realität. Wie wir durch wahre Vergebung unsere Welt neu gestalten*, Seite 9.
IU, S. 365 = *Die Illusion des Universums. Gespräche mit Meistern über Religion, Reinkarnation und das Wunder der Vergebung*, Seite 365.

STIMMEN ZUM BUCH

»*Dieses* Buch ist ein strahlendes Juwel. Ich würde gerne sagen, es sei ›praktisch‹, doch dieses Wort erscheint zu gewöhnlich für ein Buch, das alles andere als das ist. Und doch werden viele Sätze, die Sie darin lesen werden, einen praktischen Einfluss auf Ihr Leben haben, wie es jeder Autor erreichen möchte.

Cindy zeigt, wie ihre Entscheidungen sie dazu führten, tief auf den Heiligen Geist in ihr zu hören, und wie uns allen das gelingen kann. Ich kenne Cindy und habe ihr zugehört, wenn sie ihre weisen Einsichten weitergibt, und ich bin glücklich, dass sie nun ans Licht tritt. Ihre Stimme ist klar und strahlend.«

James Twyman, *New York Times*-Bestsellerautor
von *Der Moses Code* und *Boten des Lichts*

»*Cindy* Lora-Renard trifft mit ihrem Buch ins Herz des Wunders, das Heilung bedeutet. Es glänzt mit der einfachen Klarheit, Gewissheit und dem Mitgefühl, wie es nur der Ausdruck von Wahrheit vermag. Ich weiß das, weil ich fünf Mal vom Tod zurückgekehrt bin und dieses Wunder erlebt habe –

und es bedarf der Wunder, um uns zu unserer wahren Gesundheit erwachen zu lassen.

Cindys Buch handelt nicht nur vom wahren Wesen des Heilens, sondern wird, während Sie es lesen, zu Ihrer Heilung beitragen. Wenn Sie in Ihrem täglichen Leben die weisen Ratschläge aus diesem Buch befolgen, wird Sie das befreien. Es liest sich mit Freude und wirkt tief. Sie werden am Ende klarer sehen und inniger lieben.«

Michael J. Tamura, spiritueller Lehrer,
weitsichtiger Hellseher, Pionier des Heilens und
Autor von *Wozu sind wir hier?*

»*Ein* schöner Gefährte für *Ein Kurs in Wundern*®! Dieses inspirierende Buch bietet Ihnen an, eine heilige Verwandlung vom Ego zur Seele, von Mangel zu Überfluss, von Leid zu Vergebung, von Konflikt zu Frieden und von Angst zu Liebe zu vollziehen.«

Robert Holden, Autor von *Sei doch einfach glücklich*
und *Das Leben liebt dich!*

Cindy Lora-Renard

hält auf der ganzen Welt Vorträge über *Ein Kurs in Wundern*®. Sie hat an der Universität von Santa Monica ihren Master in Spiritueller Psychologie gemacht und ist als spiritueller Life Coach tätig. Von ihren Einzelveranstaltungen abgesehen, reist sie mit ihrem Ehemann Gary R. Renard um die Welt, um die Lehren von *Ein Kurs in Wundern*® zu verbreiten. An den gemeinsamen Workshops beteiligt sie sich als Rednerin, Sängerin und Meditationsleiterin.

Cindy ist eine vollendete Sängerin und Songtexterin. In ihrer Musik verbindet sie New Age, alternative Popmusik mit keltischem Einschlag sowie meditative Klänge zu einem einzigartigen Stil. Sowohl in ihrer musikalischen wie psychologischen Tätigkeit verwendet sie ihre Kenntnisse aus *Ein Kurs in Wundern*® als »Heil«-Mittel, um andere darin zu unterstützen, zu den »höheren« Oktaven ihres Lebens zu erwachen.

Cindy wurde in Toledo, Ohio, als Kind zweier äußerst versierter Lehrer geboren. Ihr Vater Ron Lora (jetzt emeritiert) ist ein preisgekrönter Geschichtsprofessor, der an der Universität von Toledo in Ohio lehrte. Ihre Mutter Doris Lora (inzwischen ebenfalls emeritiert) lehrte an derselben Universität Musik, wechselte später aber den Beruf und promovierte in Psychologie. Beide sind in ihren Communitys weiterhin sehr aktiv.

Als Cindy siebzehn Jahre alt war, zog sie mit ihrer Mutter nach Los Angeles in Kalifornien, wo sie bis heute wohnt. Auf ihren spirituellen Weg begab sie sich, als sie Anfang zwanzig war, und ging die spirituelle Speisekarte durch, bis sie auf *Ein Kurs in Wundern*® stieß, den sie zu ihrem Weg erkor. Dann

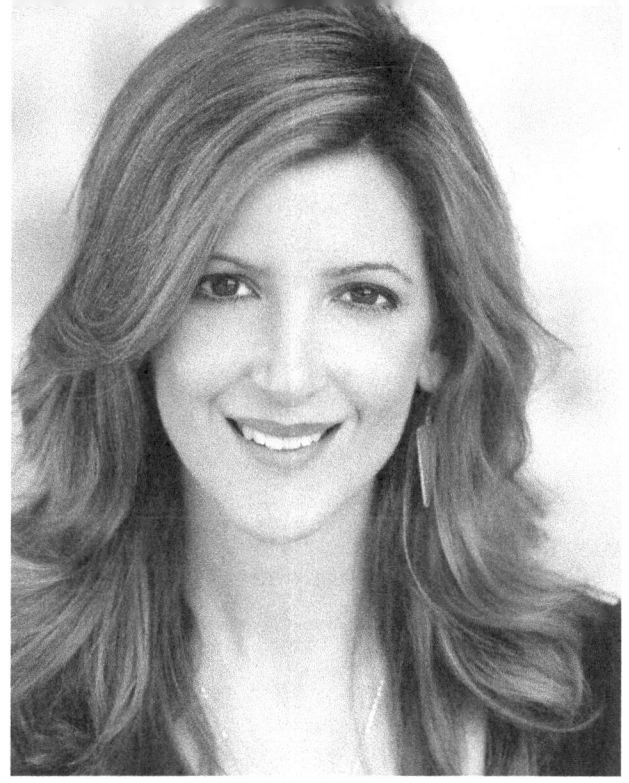

begegnete sie ihrem zukünftigen Ehemann, Gary Renard, und verliebte sich in ihn. Gary ist ein berühmter Lehrer von *Ein Kurs in Wundern*® sowie Bestsellerautor mehrerer Bücher. Daraus ergab sich ein Prozess, im Laufe dessen Cindy erkannte, welche Richtung ihr Weg endgültig nehmen sollte. Heute genießt sie ihre Arbeit als Rednerin, spiritueller Life Coach und Sängerin und trifft Menschen in der ganzen Welt. Sie sagt gerne: »Wir sind alle gemeinsam dabei.«

Um zu erfahren, wie Sie Cindy kontaktieren, für einen Auftritt oder eine Beratung buchen können, gehen Sie auf Cindys Webseite. Dort finden Sie auch Produkte zum Bestellen.

··· **www.CindyLora.com** ···

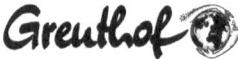

EIN KURS IN WUNDERN®

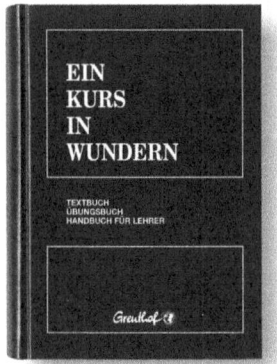

Ein Kurs in Wundern ist aufgrund seiner Synthese von zeitlosen geistigen Einsichten und wesentlichen psychologischen Erkenntnissen einzigartig unter den spirituellen Traditionen der Welt. Er weist uns einen Weg zu innerem Frieden, zu einem Dasein, das in der Welt, aber nicht von der Welt ist.

Der Kurs ist nicht als Grundlage für eine neue Religion, Bewegung oder Vereinigung gedacht. Vielmehr dient er unabhängig von äußeren Autoritäten dem Selbststudium. Er richtet sich an Menschen, die nach einer friedlicheren Betrachtungsweise für ihr Leben und ihren Alltag suchen.

Das Werk besteht aus dem Textbuch, dem Übungsbuch und dem Handbuch für Lehrer. Im Textbuch werden die Konzepte dargelegt, auf denen das Denksystem des Kurses gründet. Die darin enthaltenen Gedanken stellen die Grundlage für die 365 Lektionen des Übungsbuches dar, bei denen das Hauptgewicht auf der täglichen Erfahrung durch die Anwendung liegt. Das Handbuch für Lehrer gibt Antworten auf viele Fragen, die sich beim Studium ergeben.

1320 Seiten, gebunden, Greuthof Verlag, ISBN 978-3-923662-18-0

Kenneth Wapnick
EINFÜHRUNG IN *EIN KURS IN WUNDERN*
Betrachtungen über einen anderen Weg zum inneren Frieden

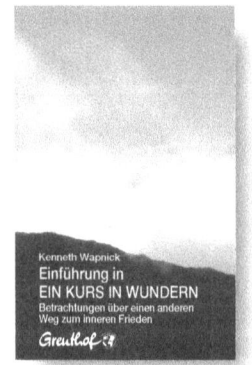

Die Weisheit und Liebe, die aus den Zeilen des Kurses dringen, berühren uns, doch oft bleibt uns ihr tiefer Sinn verborgen.

Kenneth Wapnick war eng mit der Veröffentlichung von *Ein Kurs in Wundern* verbunden und gilt weltweit als dessen bester Kenner. Nach einer kurzen Erläuterung der Entstehungsgeschichte führt uns der promovierte Psychologe und Therapeut sehr klar und verständlich in die wichtigsten Grundprinzipien dieses außergewöhnlichen Werkes ein.

Behutsam lässt er die Lehre des Kurses lebendig werden und zeigt, wie wir sie sinnvoll in unseren Alltag integrieren können.

Diese *Einführung* ist das ideale »Sprungbrett« zu einem fundierten Verständnis von *Ein Kurs in Wundern*.

154 Seiten, Greuthof Verlag, ISBN 978-3-923662-33-3

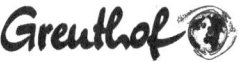

Kenneth Wapnick
DIE BOTSCHAFT VON *EIN KURS IN WUNDERN*

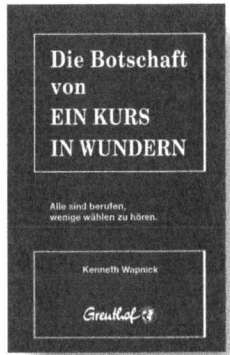

Mit seiner eingehenden Erörterung aller Aspekte der Lehre von *Ein Kurs in Wundern* legt Kenneth Wapnick den Grundstein dazu, die kraftvolle Botschaft dieses bedeutenden geistigen Werkes für uns spürbar zu machen. Wir erhalten wesentliche Einsichten in den Prozess, den der spirituelle Weg des Kurses darstellt. Darüber hinaus wird deutlich, wie heilsam und hilfreich die praktische Anwendung der Grundsätze dieses bedeutenden geistigen Werkes in allen Bereichen unseres Lebens ist.

Wir lernen auch die philosophischen und psychologischen Aussagen des Kurses kennen und seine ideengeschichtlichen Parallelen zu Plato, den Lehren der Gnostiker sowie zum Werk Sigmund Freuds.

Sanft und mit großer Weisheit wird uns die spirituelle Leiter gezeigt, die uns nach Hause zurückführt. Ein meisterhaftes Buch, dem zu Recht die Stellung als Standardwerk zum Verständnis von *Ein Kurs in Wundern* zukommt.

604 Seiten, gebunden, Greuthof Verlag, ISBN 978-3-923662-55-5

EIN HAUCH VON HIMMEL

In unserem ausgewählten Verlagsprogramm finden Sie:

- ☆ *Ein Kurs in Wundern*® – eines der bedeutendsten geistigen Lehrwerke unserer Zeit
- ☆ weitere Bücher und Audiosets zum *Kurs*
- ☆ das *Spiel der Wandlung* – ein Spiel, das Ihr Leben verändern kann
- ☆ die Original-*Engelkarten* – das himmlische Orakelspiel
- ☆ den beliebten Jahresbegleiter *Herzenstüren öffnen*
- ☆ die schönsten Titel von Eileen Caddy aus Findhorn
- ☆ und vieles mehr

Gerne senden wir Ihnen kostenlos unser aktuelles Gesamtverzeichnis zu, auf Wunsch auch Informationen zu *Ein Kurs in Wundern*.

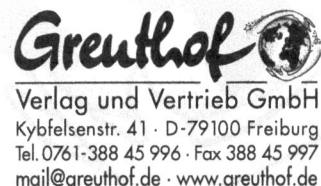

Verlag und Vertrieb GmbH
Kybfelsenstr. 41 · D-79100 Freiburg
Tel. 0761-388 45 996 · Fax 388 45 997
mail@greuthof.de · www.greuthof.de

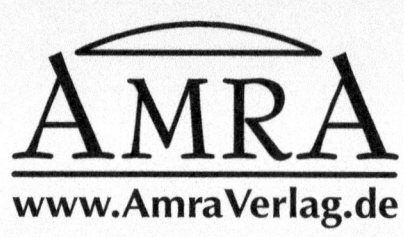

gebundene Bücher mit Leseband

Gregg Braden	Mensch : Gemacht	400 S., 24,99 €
Patricia Cori	Lichtbotschaften vom Sirius	224 S., 19,99 €
Henry Ford	Mein Leben und Werk	256 S., 19,95 €
Steven M. Greer	Unacknowledged: Offiziell geleugnet!	416 S., 26,99 €
Griffith & Lisa K.	Spirit Business – ehrliche Unternehmen	320 S., 22,95 €
Susanne Hirsch	Die Kraft deiner lebendigen Emotionen	240 S., 19,99 €
Ren Hurst	Die heilende Kraft der Pferde	224 S., 19,99 €
Jaffe & Davidson	Wegbereiter Indigo-Erwachsene	208 S., 19,90 €
Len Kasten	Geheime Weltherrschaft der Reptiloiden	400 S., 24,95 €
Kenyon & Sion	Lichtboten vom Arcturus	224 S., 19,95 €
Pavlina Klemm	Lichtbotschaften von den Plejaden	224 S., 19,99 €
Dean Koontz	Trixie – mein Golden Retriever	272 S., 24,99 €
Juan Carlos Kreimer	Zen in der Kunst des Fahrradfahrens	224 S., 19,99 €
Horst Krohne	Die 12 Programme des Bewusstseins	208 S., 19,99 €
Cindy Lora-Renard	Ein Kurs in Gesundheit & Wohlbefinden	160 S., 19,99 €
Eva Marquez	Heilungscode der Plejader	256 S., 22,99 €
Tanja Matthöfer	Maria Magdalena: Leben mit Jeshua	256 S., 22,99 €
Melchizedek & Mitel	Lebe im Licht deines Herzens	224 S., 19,99 €
Hunbatz Men	Die heilige Kultur der Maya	192 S., 19,95 €
Ernst Muldashev	Drittes Auge & Ursprung der Menschheit	432 S., 24,95 €
Sam Osmanagich	Das Geheimnis der Anasazi	256 S., 19,95 €
Marcel Polte	Greys und ihr weltweites Wirken	240 S., 22,99 €
Quitt & Mitchell	Verbotenes Wissen	320 S., 22,99 €
Gary R. Renard	Als Jesus und Buddha sich kannten	320 S., 24,99 €
Michael E. Salla	Antarktis – die verbotene Wahrheit	416 S., 26,99 €
Jan Erik Sigdell	Die Herrschaft der Anunnaki	192 S., 19,95 €
Kerstin Simoné	Thoth: Der Transformationsschlüssel	240 S., 22,99 €
Zecharia Sitchin	Die Anunnaki-Chroniken	392 S., 24,99 €
William Stillman	Die Seele des Autismus	240 S., 19,95 €
Christine Woydt	Saint Germain: Aufstieg in Meisterschaft	400 S., 24,99 €
Maka'ala Yates	Hawaiianischer Weg der Gesundheit	336 S., 22,95 €

Leseproben auf www.AmraVerlag.de • Gratis-CD abholen • auch als eBooks versandkostenfrei in Deutschland & Österreich • solange der Vorrat reicht!

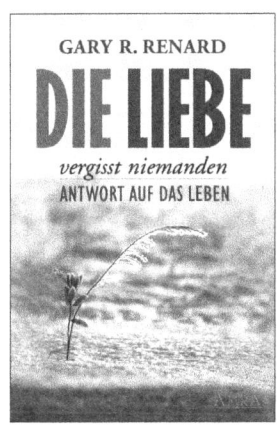

»Mehr als ein Buch – ein Portal, ein Transportsystem, ein Umordnen des Geistes. Und lustig ist Gary auch noch!«
– H. Ronald Hulnick

Gary R. Renard
DIE LIEBE VERGISST NIEMANDEN
Antwort auf das Leben
288 Seiten, gebunden, oranges Leseband
€ 22,99 [D] / € 23,70 [A] • ISBN 978-3-95447-036-5

Es ist möglich, die Illusionen des Alltags aufzulösen und reine, vom Geist durchdrungene Liebe zu leben. Der Weg besteht darin, eine falsche Erfahrung durch eine wahre zu ersetzen, nämlich die, ganz eins zu sein mit der Quelle. Gary R. Renard lehrt, wie wir zu dieser Erfahrung gelangen können. Ein echter Kickstart für spirituelles Bewusstsein!

Gary R. Renard
DEINE UNSTERBLICHE REALITÄT
Wie wie durch wahre Vergebung unsere Welt neu gestalten
320 Seiten, gebunden, oranges Leseband
€ 22,99 [D] / € 23,70 [A] • ISBN 978-3-95447-193-5

Wie können wir unsere Realität frei und positiv gestalten? Wie können wir uns selbst und anderen verzeihen? Die Antwort ist eine Art Quantenvergebung, im Gegensatz zur herkömmlichen Variante. Sie ermöglicht einen völlig neuen Umgang mit der Welt, außerhalb des zerstörerischen Kreislaufs von Schuld und Sühne.

Der Klassiker »Unsterblich« mit einem neuen Vorwort!

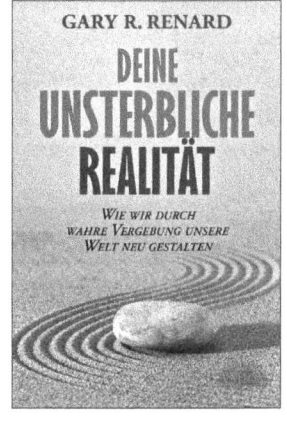

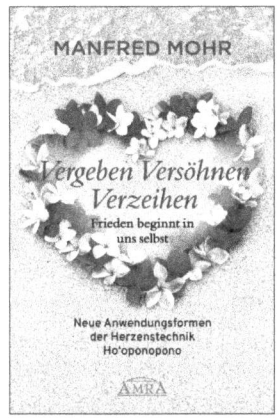

Manfred Mohr
VERGEBEN VERSÖHNEN VERZEIHEN
Frieden beginnt in uns selbst
176 Seiten, Paperback im Hardcover-Format
€ 14,99 [D] / € 15,50 [A] • ISBN 978-3-95447-379-3

Der große Experte der hawaiianischen Vergebungslehre, die als Ho'oponopono bekannt ist, macht uns mit einer modernen Praxis der Vergebung in unserem neuen Zeitalter vertraut. Vergebung ist für uns heute der Meisterweg zum persönlichen Glück. Neben einer Vielzahl von Anleitungen bietet das Buch Hilfen beim Üben und nennt die zehn Prinzipien der Liebe.

Der Autor führt das geistige Erbe seiner Frau weiter, der verstorbenen Bestsellerautorin Bärbel Mohr.

Alle Bücher auch als eBooks auf www.AmraVerlag.de

»Nur in deiner Wahrnehmung glaubst du,
du bist von allem getrennt. Es geht also darum,
deine Wahrnehmung zu ändern und die Welt
so zu sehen, wie der reine Geist sie sieht. Dann
kannst du vergeben – der Welt und dir.«

Gary R. Renard

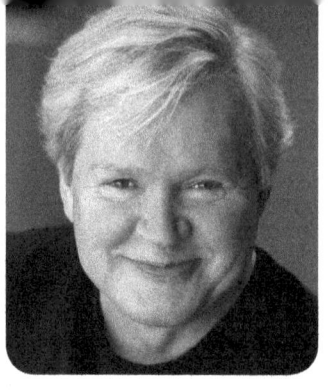

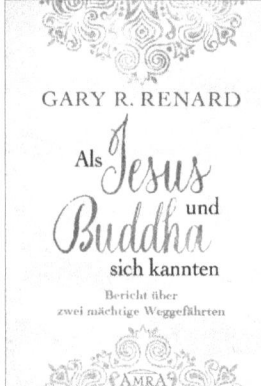

ALS JESUS UND BUDDHA SICH KANNTEN
Bericht über zwei mächtige Weggefährten
320 Seiten, Hardcover mit Leseband, € 24,99 [D]
ISBN 978-3-95447-246-8 (auch als eBook erhältlich)

Die Aufgestiegenen Meister Arten und Pursah sind zurück. Ihr neues Buch ergänzt die ursprüngliche Trilogie, bestehend aus *Die Illusion des Universums*, *Deine unsterbliche Realität* und *Die Liebe vergisst niemanden*. Es erkundet sechs Inkarnationen von Jesus und Buddha, in denen sie gemeinsam lebten. Nie waren ihre Gespräche so relevant für die Gegenwart.

ONLY LOVE IS REAL
Music for Making the Universe Disappear
61 Minuten, Amra Records, € 19,95 [D]
ISBN 978-3-95447-181-2 (mit Lyrics im Booklet)

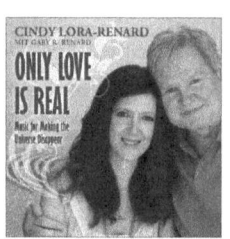

Fünfzehn Songs, darunter die Titelmusik der geplanten TV-Serie »Die Illusion des Universums«, gesungen von Cindy Lora-Renard. Zwei davon entstanden gemeinsam mit ihrem Ehemann Gary. Mal kristallklar, mal melancholisch, dann wieder schamanisch und irisch, aber immer mit einer gehörigen Portion Pop!

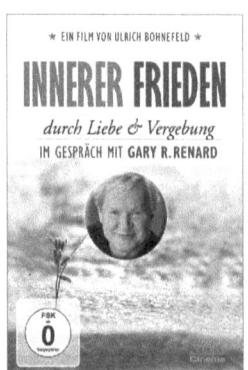

INNERER FRIEDEN DURCH LIEBE & VERGEBUNG
Ulrich Bohnefeld im Gespräch mit Gary R. Renard
85 Minuten, Amra Cinema, DVD-Box, € 19,95 [D]
ISBN 978-3-95447-173-7 (einzige deutsche Produktion)

Liebe und Vergebung sind die zentralen Themen unserer Zeit. Was ihrer Umsetzung im Wege steht und wie man sie dennoch erreichen kann, davon spricht Gary R. Renard auf seine unnachahmlich humorvolle Weise. Dabei vertieft er die wesentlichen Inhalte seiner bisherigen drei Bücher.

Gary R. Renard, geboren in Massachusetts, USA, war ein erfolgreicher Profi-Gitarrist, bevor er Anfang der 1990er durch ein Erweckungserlebnis auf den spirituellen Weg geführt wurde. Nach Erscheinen seines ersten Bestsellers »Die Illusion des Universums« trat er zunehmend als Vortragsredner, Kursleiter und spiritueller Lehrer in Erscheinung.

Textauszüge und Hörproben auf www.AmraVerlag.de • Überall im Handel!